LE LAIT

DANS SES RAPPORTS

AVEC

LA FIÈVRE TYPHOÏDE

PAR

Le Dr André DREYFUSS

Élève de l'École du Service de Santé militaire.
Aide-major du groupe de brancardiers divisionnaire de la 7e D. I.

Avec 10 planches, dont 2 en couleurs.

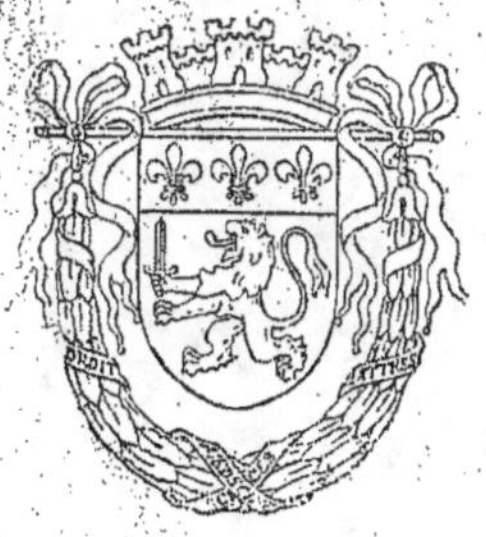

LYON

A. REY, IMPRIMEUR-ÉDITEUR DE L'UNIVERSITÉ

4, RUE GENTIL, 4

1916

LE LAIT

DANS SES RAPPORTS

AVEC

LA FIÈVRE TYPHOÏDE

LE LAIT

DANS SES RAPPORTS

AVEC

LA FIÈVRE TYPHOÏDE

PAR

Le Dr André DREYFUSS

Élève de l'École du Service de Santé militaire.
Aide-major du groupe de brancardiers divisionnaire de la 7e D. I.

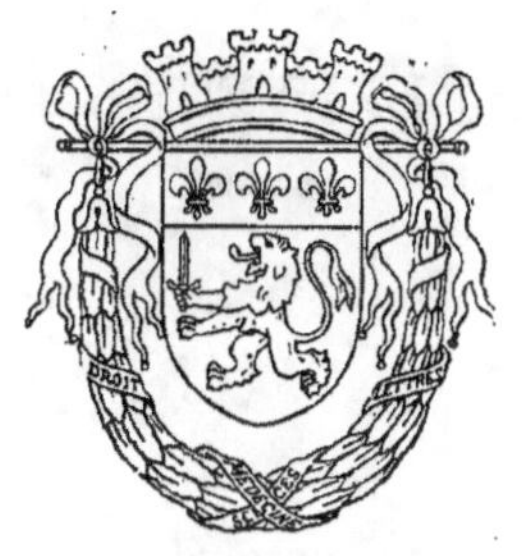

LYON

A. REY, IMPRIMEUR-ÉDITEUR DE L'UNIVERSITÉ

4, RUE GENTIL, 4

—

1916

A MES PARENTS, A MA FAMILLE

A MES FRÈRES

ALBERT DREYFUSS

Professeur au Lycée de Besançon,
Officier interprète du XVIᵉ C. A.

LE DOCTEUR ACHILLE DREYFUSS

Médecin-major, chef de Service du 125ᵉ d'Infanterie.

JULES DREYFUSS

Du 330ᵉ d'Infanterie.

A MON COUSIN

EMILE DREYFUSS

Agrégé de l'Université, professeur au Lycée de Nancy.

A MES MAITRES

de la Faculté de Lyon,
et de l'Ecole du Service de Santé militaire.

A mes Chefs et a mes Camarades de Campagne.

À MES AMIS

en particulier

Aux Docteurs BILLOT et GODARD

A MES CAMARADES

morts au champ d'honneur

A Monsieur le Professeur Ch. PORCHER

Professeur à l'Ecole Vétérinaire,
Chevalier de la Légion d'honneur.

Avant la guerre, il nous donna non
seulement l'idée, mais la « substantifique
moelle » de ce travail. Nous aidant de
sa haute compétence sur toutes les questions qui touchent au lait, il a bien voulu,
après presque deux ans d'interruption.
diriger à nouveau l'élaboration de cette
thèse. Qu'il reçoive ici avec nos sincères
remerciements, l'expression de notre
vive gratitude.

A mon Président de thèse

Monsieur le Professeur Jules COURMONT

Professeur d'Hygiène à la Faculté de Lyon,
Officier de la Légion d'honneur.

Nous le remercions bien vivement du
grand honneur qu'il nous fait en pré-
sidant notre thèse.

LE LAIT

DANS SES RAPPORTS

AVEC

LA FIÈVRE TYPHOÏDE

AVANT-PROPOS

Dans la présente monographie, dont le but est suffisamment indiqué par son titre, nous ayons l'intention de rassembler les principaux travaux qui ont été publiés sur la question et d'y puiser tous éléments utiles à en extraire l'essence même du sujet que nous entendons traiter à cette place.

Notre ambition eût été de réunir ici la littérature à peu près complète qui s'y rapporte. Le tragique de l'heure présente nous y a fait obstacle. Nous espérons toutefois, malgré notre insuffisance bibliographique, ne pas omettre de travail important. Cependant cela était, nous croyons compenser notre oubli par un examen attentif des cas qui passeront sous nos yeux, par une critique circonstanciée des particularités de chacun d'eux. Et ce n'est qu'après un tel travail d'analyse que nous pourrons arriver à une synthèse où nous souhaitons qu'il soit possible de trouver les directives inspiratrices d'une prophylaxie heureuse en ses résultats.

Il n'est ni horizon ni temps d'arrêt pour la Science, et le lendemain lui assurera toujours des acquisitions qui viendront compléter ou modifier celles de la veille; mais il n'est pas défendu de se demander si la prétention d'en fixer les limites à un moment donné peut être parfois légitimée.

Nous le pensons du moins et la question que nous allons étudier dans les pages qui vont suivre nous paraît être une de celles où le dessin d'un aspect de la Science peut être vigoureusement tracé.

On publiera dans l'avenir l'histoire de nouvelles épidémies de fièvre typhoïde d'origine lactée, mais apportera-t-elle de nouveaux éléments d'appréciation? Nous ne le croyons pas. Elle confirmera les données antérieurement acquises, réveillera l'opinion pour un temps en attirant son attention sur l'intérêt de la question soulevée.

Beaucoup de documents rappelés dans ce travail sont d'origine anglaise et américaine; un bien moins grand nombre d'origine allemande.

Les auteurs anglo-saxons ont, en effet, fort bien étudié toutes les manifestations épidémiologiques dérivant de la contamination du lait par le bacille typhique; ils l'ont fait avec clarté, beaucoup de jugement, et leurs conclusions n'en ont que plus de poids.

La littérature officielle américaine : Publications des Bureaux d'Hygiène des États et des grandes villes

(New-York, Chicago, Saint-Louis, etc.), est riche en documents tres fouillés qui ne doivent pas être négligés.

La bibliographie française est plus restreinte. Pour cette raison, nous avons réuni dans ce travail toutes ou à peu près toutes les épidémies qu'elle comprend. Il en est de fort instructives.

Les planches, les dessins qui sont joints au texte, sont la reproduction de documents qui ont paru à la Section de Laiterie de l'Exposition Internationale d'Hygiène urbaine de Lyon (1914).

Voici l'ordre des chapitres qui vont être successivement examinés :

CHAPITRE PREMIER. — *L'origine de la fièvre typhoïde.*
CHAPITRE II. — *Un peu d'historique.*
CHAPITRE III. — *Le* B. typhosus *dans le lait et les produits dérivés du lait.*
CHAPITRE IV. — *Etude de quelques épidémies de fièvre typhoïde d'origine lactée.*
CHAPITRE V. — *Le rôle des laiteries.*
CHAPITRE VI. — *Le rôle des « porteurs de germes »*.
CHAPITRE VII. — *Le rôle des mouches.*
CHAPITRE VIII. — *La physionomie d'une épidémie de fièvre typhoïde d'origine lactée.*
CHAPITRE IX. — *Comment dépister l'origine lactée d'une épidémie de fièvre typhoïde.*
CHAPITRE X. — *Prophylaxie.*
CONCLUSIONS.

CHAPITRE PREMIER

L'ORIGINE DE LA FIÈVRE TYPHOÏDE

La fièvre typhoïde est une maladie qui, dans les conditions naturelles, frappe uniquement l'espèce humaine.

A tous points de vue : microbien, clinique et épidémiologique, elle diffère essentiellement de la maladie du même nom qui frappe le cheval.

La fièvre typhoïde reste donc une maladie de l'homme et, parmi les espèces animales, *seule l'espèce humaine peut pratiquement en convoyer le germe*, notion d'importance capitale pour la prophylaxie.

Cette affection est due à l'envahissement de l'organisme humain par le *B. typhosus* dont la spécificité est, aujourd'hui, hors de conteste.

Longtemps, en effet, divers auteurs se sont essayés à identifier le *B. coli* et le *B. typhosus*, ce qui ne tendait rien moins qu'à enlever à celui-ci tout caractère spécifique et à rendre ainsi l'étiologie microbienne de la fièvre typhoïde tout à fait banale. Sur ce terrain, les discussions ont été vives et prolongées, mais aujourd'hui l'autonomie du *B. typhosus* est définitivement acquise.

La phrase célèbre de Budd (1856) : *Pour faire de la fièvre typhoïde, il faut de la fièvre typhoïde*, c'est-à-dire que toute fièvre typhoïde dérive d'une fièvre typhoïde antérieure, reçoit de la notion de spécificité du *B. typhosus* une confirmation éclatante.

Mais si, en dernière analyse, l'étiologie de la fièvre typhoïde se ramène essentiellement à l'envahissement de l'organisme de l'homme par le *B. typhosus*, il est de la première importance de connaître le détail des circonstances dans lesquelles cet envahissement s'est produit.

Fixer la nature d'une infection sur la constatation, chez l'individu infecté, de l'agent microbien qui la détermine est évidemment nécessaire, mais une telle recherche est sans conséquences pratiques si l'on ne pousse pas plus loin.

L'étiologie circonstancielle doit se superposer à *l'étiologie microbienne spécifique.* C'est à cette seule condition que l'on pourra être fixé sur l'origine de la maladie, origine que la seule recherche du *B. typhosus* dans l'organisme du malade ou dans ses déjections ne permettent pas d'élucider.

C'est donc à définir très soigneusement l'étiologie circonstancielle que doivent s'appliquer ceux qui sont chargés de faire une enquête sur le point de départ d'une épidémie de fièvre typhoïde. C'est un travail qui demande beaucoup de méthode, de jugement et de perspicacité, mais dont la nécessité s'impose. Ses conséquences, s'il a été bien fait, seront fécondes, car elles inspireront les mesures qui devront être prises pour éviter le retour de la maladie.

Le *B. typhosus* émigre du corps du typhique, dans tous les cas, avec les selles, et très souvent avec les urines. *C'est à ces déjections, pâteuses ou liquides, que sera empruntée la semence des cas de fièvre typhoïde ultérieurement constatables.*

Comment sera convoyée cette semence ? Telle est la question à laquelle nous devons maintenant répondre.

L'homme s'infectant par le tube digestif, il était indiqué de chercher dans ses aliments et surtout dans ses boissons, le véhicule du *B. typhosus.*

C'est à l'eau que l'on a tout d'abord songé, et, dès 1823, Dupré considère l'eau comme créatrice de foyers typhoïdiques.

Nous n'avons pas à faire, ici, l'historique de la question de l'origine hydrique de la fièvre typhoïde, car ce serait sortir de notre sujet. Nous renvoyons aux nombreux travaux qui ont été publiés en la matière et dont la substance est bien résumée par Brouardel et Thoinot, dans leur article « Fièvre typhoïde » du *Traité de Médecine* de Brouardel, Gilbert et Girode[1].

Toutefois, pour rendre plus fructueuse la comparaison qui sera faite dans cette étude de l'origine hydrique et de l'origine lactée de la fièvre typhoïde, nous ferons état, dès maintenant, de certaines données que nous emprunterons au dit article.

Le rôle de l'eau dans la propagation de la fièvre typhoïde est affirmée par deux ordres de preuves :

Les unes relèvent de *l'observation des faits;*

---

(1) P. Brouardel et L. Thoinot, article Fièvre typhoïde, dans le *Traité de Médecine* de Brouardel, Gilbert et Girode, t. I, p. 636.

Les autres sont tirées de l'*examen même de l'eau incriminée.*

Voici quelle est la filiation des faits établissant les relations de l'eau et de la fièvre typhoïde pour les cas les plus démonstratifs :

L'eau reçoit le germe typhique émané de l'intestin d'un malade ou — ajouterons-nous aujourd'hui — d'un ancien malade « porteur de germes », le véhicule dans le tube digestif d'une collection d'individus et sème la fièvre typhoïde parmi eux, et parmi eux seuls.

C'est à établir étroitement cette filiation que l'enquête doit tendre pour asseoir sur une base solide l'origine hydrique des épidémies étudiées.

Il semblerait, puisque la spécificité du *B. typhosus* est hors de conteste, que la recherche positive de ce dernier dans l'eau incriminée dût donner une preuve irréfutable du rôle de cette boisson dans le développement de la fièvre typhoïde. Mais il n'en est rien, car l'eau peut être réellement coupable sans qu'il soit possible d'y déceler le *B. typhosus* et comme le disent, avec juste raison, Brouardel et Thoinot : « ...cette preuve, recherche du bacille dans l'eau, qui semblait irréfutable, reste fort au-dessous de la preuve tirée de l'observation des faits... », parce que, font-ils remarquer :

1° Nos méthodes techniques de recherches du *B. typhosus* sont encore défectueuses ; passer à côté du bacille typhique est encore trop aisé* ;

(*) Cela est peut-être aussi vrai en 1916 qu'en 1895, malgré tous les perfectionnements qui ont été acquis dans ces vingt dernières années.

2° Il semble que souvent l'épidémie typhoïdique résulte d'un passage massif et momentané du B. typhique dans les eaux de boisson ;

3° Il n'est pas possible de retrouver le B. typhique dans l'eau ou dans tout autre milieu lorsqu'il se trouve associé au colibacille [*].

La recherche du *B. typhosus* est donc « sujette à trop de causes d'erreurs diverses pour être tenue pour seule valable, à l'exclusion de l'observation qui, elle, a su établir, sur des faits indiscutables, le rôle de l'eau en matière de fièvre typhoïde ; seule, désormais, l'interprétation de ce rôle pourra varier, ce qui ne saurait rien changer, d'ailleurs, à la base de la prophylaxie pratique ». (Brouardel et Thoinot.)

Les citations qui précèdent ont été données parce qu'elles nous paraissent également d'application étroite au lait.

Ce qui vient d'être dit pour l'origine hydrique de la fièvre typhoïde pourrait se répéter pour l'origine lactée.

Dans ce dernier cas, comme dans le précédent, la difficulté de la recherche directe du *B. typhosus* dans le lait suspect donne la valeur la plus grande à l'observation des faits. C'est donc à reconnaître ceux-ci, à établir leurs liaisons qu'il faut s'appliquer pour entraîner la conviction.

Dans ce travail, nous choisirons quelques types d'épidémie de fièvre typhoïde d'origine lactée et nous en ferons l'histoire, sinon toujours avec détails, du

(*) On peut encore dire aujourd'hui qu'une pareille recherche est fort difficile.

moins en mettant en relief les circonstances qui plaident en faveur de leur origine.

L'origine hydrique de la fièvre typhoïde a fourni l'explication probante de tant d'épidémies, elle a conduit à des résultats si remarquables en réclamant une refonte complète du système d'approvisionnement des villes en eau, qu'elle a joui et jouit encore d'une très grande faveur, dans tous les milieux, à commencer par les milieux officiels et administratifs.

On paraît persister, pendant longtemps, à la placer à l'origine de toutes les épidémies, petites ou grosses, et quand on lit attentivement les rapports officiels qui sont présentés annuellement au *Comité consultatif d'Hygiène publique de France* par les médecins des Epidémies, on aperçoit, chez presque tous, le souci du rapporteur de faire dépendre l'infection d'une pollution de l'eau de consommation.

A la vérité, ce souci masque quelquefois un embarras, car l'enquêteur ne trouve pas toujours la raison nécessaire et suffisante de l'épidémie étudiée dans les résultats de ses investigations.

Pour les partisans de l'exclusivité de l'origine hydrique, l'origine lactée n'existe pas en réalité ; elle disparaît derrière l'origine hydrique, le lait convoyeur du B. typhosus ayant été infecté secondairement par une eau déjà polluée, que cette eau ait été ajoutée frauduleusement au lait ou qu'elle ait servi au lavage et au rinçage des bidons destinés à contenir ce dernier.

Un pareil raisonnement est fondé et nombreuses, en effet, sont les observations de fièvre typhoïde d'origine lactée qui répondent au schéma qui vient d'être

donné ; nous aurons l'occasion d'en étudier quelques-
unes.

Mais, il est des cas, où l'eau ne peut pas être invoquée comme agent de contamination du lait. Ici, l'en-
sencement est direct, immédiat, et il est le plus souvent
le fait d'un « porteur de germes » malpropre, qui
déverse dans le lait, avec lequel il est en contact de par
ses occupations, du *B. typhosus* en provenance de ses
propres déjections.

Est-ce que l'eau doit être incriminée dans l'épidémie
du Havre, dont nous ferons plus loin longuement l'histoire ? Ici, le lait a été ensemencé parce que les mêmes
brosses et les mêmes cuves servaient au lavage du linge
du typhique et à celui des pots à lait. Ce n'est pas l'eau
servant au lavage qui était coupable, c'était l'opération
même du lavage qui était répréhensible.

D'ailleurs, devrions-nous accepter que l'origine
lactée de la fièvre typhoïde est toujours secondaire,
hypothèse contre laquelle nous nous élevons dès à
présent, que l'étude des épidémies qui relèvent de cette
origine n'en seraient pas moins d'un réel intérêt. Elles
ont des caractères particuliers qui militent en faveur
de l'étude spéciale que nous voulons leur consacrer ici.

D'une façon très générale, il semble bien qu'on ait
été trop loin en faisant de l'eau l'origine de toutes les
épidémies, car il apparaît, à dépouiller attentivement
les observations, qu'il soit parfois difficile de faire
cadrer les faits qu'elles relatent avec l'explication qui
en est donnée.

Ni l'origine hydrique, ni l'origine lactée, même considérée comme se rattachant étroitement à la précé-

dente, ne peuvent donner d'éclaircissements suffisants sur le point de départ des cas isolés ou des très petites épidémies à la naissance desquelles aucun cas aigu de fièvre typhoïde n'est enregistré.

La fièvre typhoïde, c'est le moment de le rappeler, a toujours revêtu deux aspects bien différents :

Tantôt, disent Brouardel et Thoinot, elle se montre transmissible ; un premier malade, un *importateur*, répand le mal autour de lui, créant une épidémie de famille, de maison, de village, de ville.

Tantôt, les cas de fièvre typhoïde apparaissent sporadiquement ou épidémiquement sans aucun lien entre eux ; la fièvre typhoïde frappe çà et là comme au hasard, aucun cas ne peut être relié au précédent ; nul importateur, nul lien de contact entre tous les malades.

Brouardel et Thoinot n'en continuent pas moins ainsi : « La transmission de la fièvre typhoïde par l'eau nous semble heureusement concilier et expliquer tous les faits, en apparence disparates. » Ces auteurs, en 1895, faisaient donc de l'origine hydrique un véritable dogme répondant à toutes les situations. Aujourd'hui, avec la connaissance que nous avons du « porteur de germes », ils s'exprimeraient, sans aucun doute, différemment.

Déjà, avant que la notion du « porteur de germes » ait pris l'ampleur qu'on paraît lui reconnaître aujourd'hui, plusieurs auteurs se sont élevés contre ceux qui pensaient que, en présence d'une épidémie de fièvre typhoïde, on pouvait, dans la recherche de son origine, borner à l'eau toute enquête étiologique.

Bornträger[2] trouve très fâcheux que la théorie hydrique ait fait à peu près complètement perdre de vue la contagiosité de la fièvre typhoïde.

Ce genre de transmission lui a paru évident dans un très grand nombre de cas où il fallait incriminer les rapports plus ou moins directs entre les personnes et leurs contacts avec des objets souillés par les malades.

D'ailleurs, les *cas intérieurs*, ainsi que les appellent Brouardel et Thoinot, qui frappent infirmiers et infirmières et qu'on observe dans les salles d'hôpitaux, relèvent, sans nul doute, d'une telle étiologie.

Nous dirons également avec ces auteurs que « les blanchisseuses, et surtout les blanchisseuses des hôpitaux, sont fort exposées à la fièvre typhoïde, preuve directe du danger qu'il y a à manier les linges et, d'une façon générale, les objets souillés par les typhoïdiques. L'explication paraît simple à fournir : les matières fécales typhoïdiques contenues sur les linges, vêtements, literie, souillent les mains de qui les manipule, et le germe typhoïdique déposé sur les mains ne tarde pas à passer dans les voies digestives : directement, avec l'apport de la main à la bouche, ou indirectement, véhiculé par les aliments souillés au contact des *mains non lavées.* »

Si nous avons tenu à transcrire ici le texte qui précède, c'est parce que nous trouvons qu'il s'adapte tout à fait aux circonstances dans lesquelles le lait peut être contaminé, soit par un malade dont la fièvre

(2) Borntraeger, Die Contagiosität des Darmtyphus *(Viert.j.schr. Gericht. Med. u. öff. Sanitätsw.*, t. XXII, 1901 ; anal. in *R. d'Hyg.*, 1902, p. 643).

typhoïde, d'allure bénigne, ne fait pas trop obstacle aux habitudes de sa vie courante, soit par un « porteur de germes ».

Un trayeur, une fille de ferme préposée aux soins du lait, fiévreux ou « porteurs » chroniques, ont trop d'occasions d'ensemencer le lait avec leurs déjections, dont des traces peuvent adhérer à leurs mains qu'ils ont oublié de laver après la défécation.

Si nous envisageons les modes suivant lesquels le lait peut être infecté par le *B. typhosus*, nous dirons que le « porteur de germes » auquel nous consacrerons un chapitre ne doit pas être considéré comme un mode nouveau, mais plutôt comme une *circonstance* nouvelle.

Le porteur de germes donnera l'explication de l'origine lactée d'une épidémie d'étiologie jusqu'ici obscure, mais il n'ajoutera rien de particulier à ce que l'on savait auparavant sur la raison de cette origine. Il faudra toujours chercher dans l'ensemencement du lait par les déjections du « porteur », ensemencement indirect s'il se fait par l'eau contaminée, direct s'il résulte de la malpropreté de ce « porteur », la cause véritable de l'épidémie. Ce n'est plus un malade en évolution typhoïdique qu'il faudra chercher à la source de l'épidémie, ce sera un « porteur » ; mais les conséquences de l'intervention de celui-ci auront le même caractère que si l'on mettait un malade aigu à sa place.

CHAPITRE II

UN PEU D'HISTORIQUE

L'établissement de la bibliographie des épidémies de fièvre typhoïde d'origine lactée comporte une observation qui a été faite depuis longtemps déjà par Vallin en France, par Monti en Italie, mais qui est interprétée très différemment par les auteurs.

La bibliographie de la question qui nous occupe fut au début uniquement anglaise. C'est d'Angleterre, où furent signalées les premières épidémies de fièvre typhoïde attribuées à la consommation d'un lait pollué, que partit cette acquisition importante d'hygiène générale que *le lait pouvait et devait être considéré comme un facteur non négligeable, important même, de diffusion de la fièvre typhoïde.*

Bien avant la découverte du *B. typhosus*, Taylor[3] put suivre, en 1856, la marche d'une épidémie de fièvre typhoïde due au lait. Mais c'est surtout après l'étude bien faite par Ballard[4] de l'épidémie d'Islington, en

---

(3) Taylor (M.-W.), *Edinb. med. J.*, mai 1858, et *Brit. med. J.*, II, 1870, p. 623.

(4) Ballard (E.), On a localised outbreak of typhoid fever in Islington during the months of July and Auguste, 1870 *(Med. Times and Gazette*, 1870, II, p. 611-617, et *Brit. med. J.*, II, 1870, p. 589).

1870, que la littérature anglaise d'abord, puis la littérature américaine s'enrichissent de faits du même genre.

Puis, en Norwège et en Allemagne, plusieurs auteurs incriminèrent le lait dans la propagation de la fièvre typhoïde. C'est Holmlœ[5], à propos de l'épidémie de Bergen, en 1879; Lübe[6], en Allemagne, en 1876. Les observations se multiplient, les circonstances épidémiologiques se précisent, mettant hors de doute le rôle du lait, si bien qu'en 1877, au cours d'une discussion à l'Académie de Médecine, Jaccoud[7], analysant les faits relatifs à l'origine dite fécale de la maladie, sur les 106 faits réunis par lui, en attribue 17 au lait.

Hart, en 1881[8], fit l'histoire de nombreuses épidémies dont le véhicule paraissait avoir été le lait; dans 50 cas, il s'agissait de fièvre typhoïde.

En 1897[9], il reprend le sujet qu'il avait traité en

---

(5) Holmlœ, *Nork Mag. f. Laegerk.*, 1873, p. 654; *Hirsch Handbuch.*, I, p. 683.

(6) Lübe, *Allgem. Zeitsch. f. Epidem.*, 1876, II, p. 298.

(7) Jaccoud, Etiologie de la fièvre typhoïde (Communication au cours d'une longue discussion à l'*Acad. de méd.; Bulletin* (2), t. VI, 1877, p. 395).

(8) Hart (E.), Sur la propagation des fièvres typhoïdes par le lait de vache infecté et sur leur prévention (*C. R. Congr. périod. intern. d. Sc. méd.*, VI, 2e partie, Amsterdam, 1881, p. 414-419). — The influence of milk in spreading zymotic disease (*Trans. internat. med. Congr.*, 7e session, IV, London, 1881, p. 491-544). — Milk supply. Is it desirable to take any and what further measures to prevent the spread of zymotic diseases through the milk supply of our towns? (*Trans. nat. Ass. Promot Soc. Sc.*, 1883, XXVII, London, 1884, p. 408-455).

(9) Hart (E.), A report on the influence of milk in spreading zymotic disease (*Brit. med. J.*, I, London, 1897, p. 1167, 1229, 1292).

1881 et cite avec détails 48 nouvelles épidémies de fièvre typhoïde attribuables au lait.

Busey et Kober [10], en 1895, ajoutent aux 50 épidémies relatées par Hart, dans son travail de 1881, 88 nouvelles épidémies qu'ils ont été puiser dans de nombreux documents anglais, américains, norwégiens, allemands, etc.; ce qui fait un total de 138 épidémies dont ils résument l'histoire.

Voici, succinctement données par eux,) quelques indications sur l'origine de l'épidémie :

Dans 109 cas, *c'est à la ferme qu'il faut chercher la cause de la pollution ;* 54 fois *le lait a été infecté par l'eau ayant servi au lavage des ustensiles de laiterie ;* 13 fois, il y eut nettement *mouillage frauduleux avec une eau contaminée ;* 6 fois l'infection est attribuée à ce que la vache a bu de l'eau contaminée (eau d'égout) ou s'est salie avec cette eau ; 2 fois, l'épidémie est due à une *crème préparée avec un lait infecté ;* 21 fois, *les employés de la laiterie sont utilisés en même temps comme infirmiers des malades de la maison ;* 6 fois, *les malades continuèrent à travailler à la laiterie pendant la première semaine ou les dix premiers jours de leur maladie,* et il n'est pas douteux, *en raison des habitudes déplorables du personnel préposé aux diverses manipulations portant sur le lait, que l'infection de celui-ci ait été directement digitale.* Dans 1 cas, le *même torchon servait aux soins du malade et au lavage des récipients à lait.* Dans 1 autre

---

(10) Busey (S.-C.) et Kober (G.-M.), Milk a sa morbific and infective agent *(Med. Record,* New-York, 1895, I, p. 757). — *Report of Health Officer of District of Columbia,* 1895, p. 299.

cas, la maladie est attribuable à un abcès de la mamelle ;
1 autre encore à une éruption sur le mamelon ; 1 quatrième à des troubles fébriles chez la vache — 3 cas
ont été observés dans une crémerie. Dans un dernier,
le lait a été déposé dans la chambre du malade.

Quelques détails étiologiques sont évidemment criti-
quables parmi ceux qui viennent d'être indiqués par
Busey et Kober.

Il n'apparaît pas douteux que l'apparition d'une
éruption sur le mamelon de la vache, un abcès de
la mamelle, l'existence de troubles fébriles chez la
vache, ou le fait pour celle-ci de boire une eau polluée,
ne peuvent pas aujourd'hui être invoqués comme cause
de contamination du lait par le *B. typhosus*. On a le
devoir d'être plus exigeant dans la recherche et la
détermination des circonstances qui ont pu amener la
pollution du lait ; celles qui viennent d'être citées ne
sauraient emporter la conviction, qui, cette fois alors,
s'impose quand on met les autres en face d'elles.

Freeman[11] publie, en 1896, un travail d'ensemble où
il fait la récapitulation des épidémies de toutes sortes
dues au lait.

Dans la littérature allemande, Schüder[12] étudie l'origine de 650 épidémies de fièvre typhoïde ; 462 fois,
c'est l'eau de boisson qu'il faut incriminer, 110 fois, le
lait et 78 fois, diverses autres causes.

Nous signalerons dans le même ordre une publica-

---

(11) Freeman (R.-G.), Milk as an agency in the convoyance of
disease (*Med. Record New-York*, 1896, I, p. 433).

(12) Schüder, Zur Aetiologie des Typhus (*Zeitschr. f. Hyg. und
Infectionskr.*, XXXVIII, 1901, p. 343).

tion officielle américaine [13], une Revue générale d'Almquist [13a], la thèse de Baudouïn [14], celle d'Ellerhost [14a], celle de Wurzburg [15].

Dans l'épidémie de Strasbourg, étudiée par Kayser [16] 51 cas sur 126, soit 20 pour 100, peuvent être rattachés très vraisemblablement à l'ingestion de lait cru.

Trask [17] fait remarquer que la proportion 110/462, de Schüder, soit 25 pour 100 environ, est peut-être vraie pour l'Europe continentale, mais qu'elle ne l'est probablement pas pour l'Angleterre et l'Amérique, parce que, dans ces pays, on consomme beaucoup plus de lait cru.

Pour Harrington [18], l'importance du lait comme facteur de fièvre typhoïde est grandement sous-estimée *(underestimated)*. Cet auteur établit que sur 18 épidémies locales de fièvre typhoïde observées dans l'Etat

---

(13) Milk (abnormal poisonous) as a cause of disease *(Index Catalogue of the Library of the Surgeon-General's office U. S. Army,* 1888, IX, p. 294).

(13a) Almquist (E.), Ueber die Hauptmomente der Aetiologie des Abdominaltyphus *(Samml. klin. Vortr. begr. von R. v. Volkmann,* N. F., 1890, n° 5).

(14) Baudouin (F.), Contribution à l'étude de la contagion par le lait cru, etc. (Th. Paris, 1895).

(14a) Ellerhost (M.) *Die milch als Verbreitungsmittel menschlicher Infektions krankheiten* (Th. Frib. en Brisg , 1896).

(15) Würzburg (A.), Ueber Infektionen durch milch *(Therap. Monatsh.,* n° 1, 1891, p. 18).

(16) Kayser, Milch und Bazillenträger *(Arb. aus d. Kaiserl. Gesundheits,* t. XXIV, 1906, 9e fascicule).

(17) Trask (J.-W.), Milk as a cause of epidemics of typhoid fever, scarlet fever and diphtheria *(Milk and its relation to the Public Health. Hyg. Lab.,* 1908, *Bull.,* n° 41, Publication du plus haut intérêt).

(18) Harrington, *New-York Med. J.,* 1907, LXXXV, p. 696.

de Massachussets, 14 sont dues au lait et 3 seulement
à l'eau ; une est d'origine inconnue.

Gregg[19] estime que 21 pour 100 au moins des cas
de fièvre typhoïde, survenus à Boston en 1909, recon-
naissent probablement pour origine le lait contaminé.

Dans sa statistique, Schüder n'a pas compris les
90 épidémies rassemblées par Carœ[20] au Danemark,
entre 1878 et 1896 et dues, selon toute probabilité, au
lait, pas plus d'ailleurs que celles de Hart, de Busey et
de Kober.

Trask trace l'histoire de 179 épidémies dues au lait :
107 aux Etats-Unis, 43 en Angleterre, 23 en Europe
continentale, 3 en Australie, 1 en Nouvelle-Zélande et
2 au Canada.

Toutes ne sont pas nouvelles et plusieurs d'entre
elles sont retrouvées dans le deuxième travail de Hart,
dans Kober, Schlegtendal[21], etc.

Trask donne, comme l'avaient fait Busey et Kober,
les renseignements succincts suivants sur l'origine des
épidémies en question : 96 fois, on a pu établir que *toutes
les personnes atteintes lors d'une épidémie avaient
consommé du lait de la même provenance suspecte ;*
113 fois, *on trouve, soit à la ferme productrice, soit au
centre de ramassage, soit, enfin, à la boutique de vente,
un malade souffrant de fièvre typhoïde,* véritable

(19) Greeg (D.), *Monthly Bull. of the State Board of Health of
Massachussets,* janvier 1910, t. Ier, nº 5.

(20) Carœ (K.), Epidemier af tyfoid Feber i Danmark formentlig
opstraende gennen Maelk *(Ugesk. f. Laeger,* 5 R, V, 1898, 1109-
1119).

(21) Schlegtendal, *Deutsch. Vierteljahrsch. f. Offentt. Gesundheits-
pflege,* t. XXXII, 1890, p. 287.

source de l'infection ; 4 fois, *l'épidémie semble pouvoir être attribuée à des bouteilles faisant retour de maisons infectées et qui furent remplies sans avoir été, au préalable, stérilisées;* 2 fois, *les personnes malades étaient employées à la manipulation du lait ou des ustensiles de laiterie;* 6 fois, *le malade trayait les vaches;* 6 fois, c'est *la même personne qui, tout à la fois, était préposée aux soins du malade et à la manipulation du lait ou des ustensiles de laiterie;* 10 fois, *elle s'occupait du malade et de la traite des vaches;* 2 fois, on peut incriminer les glaces (ice cream) ; 1 fois, la crème fouettée ; 4 fois, les déjections du typhique sont répandues sur le sol de telle manière que l'eau employée au lavage des ustensiles de laiterie est fatalement contaminée; très souvent, la maladie est signalée chez des personnes ayant l'habitude de boire du lait cru ; 78 fois, *les mesures prises, après avoir considéré la consommation d'un lait infecté comme la cause de l'épidémie, ont abouti à l'extinction de celle-ci.*

L'examen des travaux dont il vient d'être question nous y décèle de nombreuses redites ; la même épidémie est mentionnée par divers auteurs, si bien qu'au total il ne doit s'agir que de 350 à 400 épidémies environ[*].

Déjà Monti[22], en procédant, en 1906, au travail de

(*) Le chiffre de 1500 donné dans le tableau de la page 60 est peut-être un peu fort; il s'applique d'ailleurs à toutes les épidémies d'origine lactée (fièvre typhoïde, scarlatine, diphtérie, etc.).

(22) Monti (E.), Contributio allo studio delle epidemie di tifo abdominale diffuso col latte *(Rivista d'igiene e Sanita pubblica,* 1906, p. 562-599). — Longue analyse de F.-H. Renaut, in *Rev. d'Hyg. et de Pol. Sanit.,* 1906, p. 1073).

collationnement auquel nous venons de faire allusion avait pu rassembler 210 indications bibliographiques originales. Il y aurait donc lieu d'y joindre celles que nous pouvons considérer comme originales dans Trask, Schüder, Carœ, et nous arrivons à quelques dizaines près au chiffre que nous avons donné quelques lignes plus haut, chiffre d'ailleurs fort imposant.

Monti s'étonne de la pauvreté des bibliographies française et italienne dans la question que nous traitons, et il y a lieu d'en rechercher la raison.

Sur ce point, qu'il a été le premier à aborder en France, notamment dans les analyses qu'il faisait dans la *Revue d'Hygiène*, Vallin[23] nous paraît professer une opinion quelque peu exagérée. Cet auteur, dans l'analyse qu'il donne du travail de Fulton sur l'épidémie d'Elkton, écrit en effet : « En Angleterre, on accuse trop facilement le lait de causer des épidémies de fièvre typhoïde ; en France, cette cause est trop rarement recherchée ou trop souvent méconnue : il doit y avoir quelque exagération de part et d'autre. »

Vallin, fait remarquer F.-H. Renaut, craint que les observateurs anglo-saxons se laissent aller à attribuer au lait, des épidémies de fièvre typhoïde « d'une façon erronée, sans documentation suffisante, en subissant la tendance dogmatique et la vogue étiologique du moment ». C'est un langage fort sévère qui ne saurait résister au dépouillement attentif des premières épidémies d'origine lactée, si bien décrites par les auteurs anglais. F.-H. Renaut, avec raison, fait

(23) *Revue d'Hyg. et de Pol. Sanit.*, 1896, p. 70, et 1901, p. 1028.

remarquer que ces auteurs ont donné une bonne description de la physionomie des épidémies qu'ils ont étudiées, alors que la microbiologie n'existait pas. Ce serait être d'une exigence impossible à satisfaire que de réclamer, toutes les fois qu'une épidémie trouve dans le lait sa cause efficiente, la présence du *B. typhosus* dans cet aliment. Nous savons combien une telle recherche est illusoire, aussi bien dans le lait que dans l'eau, en raison d'abord des difficultés qui l'entourent et *aussi parce qu'un trop long intervalle de temps s'écoule entre la contamination du lait et l'éclosion des premiers cas de fièvre typhoïde.*

On est donc obligé, lorsque l'on veut incriminer le lait, de se rabattre sur un minutieux examen des circonstances de la cause. C'est ce qu'ont fait beaucoup d'auteurs qui se sont occupés de la question; la description que nous ferons de plusieurs épidémies étudiées par ceux-ci nous montrera la grande importance qu'il y a lieu d'attacher à quelques-unes de ces circonstances.

Nous pensons avec Trask[17], avec Kober[24] que si *les épidémies de fièvre typhoïde d'origine lactée sont plus fréquentes dans les pays anglo-saxons, c'est bien parce que, plus que dans nos pays, on a l'habitude d'y boire du lait cru;* sur ce point, nous nous séparons donc

(24) Kober (G.-M.), A study of milk in relation to health and disease, *14 th. Bienn. Rep. St. Bd. Health California,* 1894-1896, 128-176. — *Exp. Stat. Rec.,* VIII, Washington, 1896-1897, 933. — *Senate Doc.,* 441, 57th Congress, 1st session. — Conclusions based upon three hundred and thirty outbreaks of infectious diseases spread through the milk-supply *(Amer. J. Med. Sc.,* CXXI, 1901, 522-556). En français, au XIIIᵉ Congrès Int. de Méd. Section de Méd. et Chir. milit. Sous-section d'épidémie èt *Hyg. milit.,* p. 156-159, Paris, 1900.

tout à fait de F.-H. Renaut qui estime que cet argument n'a aucune valeur.

Il ne nous paraît pas vrai que la stérilisation privée ou industrielle du lait soit, dans notre pays, moins répandue qu'en Angleterre et en Amérique. Ce qui est vrai, c'est d'une part, qu'en France, on a **très généralement** l'habitude de faire bouillir le lait avant de le conmer, sous quelque forme que ce soit, et d'autre part, que dans les pays anglo-saxons, on a été très longtemps rebelle à la pasteurisation, opération industrielle qui, si elle bien menée, suffit à tuer le *B. typhosus* dans le lait. L'Anglais, l'Américain du Nord, consomment plus de lait que nous et ils le consomment généralement cru. Il a fallu une campagne menée très activement et basée en partie sur la nocuité microbienne du lait cru pour amener peu à peu les Américains du Nord à reconnaître l'utilité, la nécessité de la pasteurisation. Que cette opération indispensable au grand commerce du lait se généralise, que l'Américain fasse bouillir le lait plus souvent qu'il ne le fait aujourd'hui et il n'est pas douteux que les épidémies de fièvre typhoïde d'origine lactée iront en diminuant de nombre et d'importance dans l'Amérique du Nord.

En France, plus qu'en Amérique, en Angleterre et en Allemagne, il nous faut reconnaître que les hygiénistes se sont montrés un peu trop facilement absorbés par l'origine hydrique de la fièvre typhoïde pour avoir songé que le lait pouvait être incriminé.

Nous ne savons si l'on doit taxer d'exagération la fréquente tendance que l'on a dans les pays anglo-saxons à reconnaître ici la nocuité du lait, — tout bien pesé, nous le croyons pas, — mais nous pensons fermement qu'en France, on a fait trop facilement bon marché de la valeur du lait comme facteur de propagation de la fièvre typhoïde. Nous n'avons pas l'ambition par ce travail, de retourner l'opinion de ceux que ces questions intéressent, — ce n'est d'ailleurs pas là notre but, — nous voulons simplement attirer leur attention sur un facteur étiologique dont l'importance doit être exactement appréciée. Cela n'est possible que par une étude attentive des circonstances dans lesquelles ce facteur est appelé à jouer.

C'est ce qui va faire l'objet d'un prochain chapitre.

CHAPITRE III

LE *B. TYPHOSUS* DANS LE LAIT
ET LES PRODUITS DÉRIVÉS DU LAIT

Les faits que nous aurons à relater ici peuvent être classés en deux groupes : où ils répondent à des recherches faites au cours d'épidémies d'origine lactée ; où ils sont d'ordre expérimental.

1° Recherches sur le lait au cours d'épidémies de fièvre typhoïde d'origine lactée. — Déceler le *B. typhosus* dans un lait suspecté de propager la fièvre typhoïde est la preuve la plus solide du pouvoir infectant de cet aliment.

Malheureusement, cette preuve manque souvent, d'abord parce que les examens bactériologiques, en cette matière, sont très délicats, et ensuite parce que *le lait coupable est consommé depuis longtemps avant qu'on ait eu la pensée de l'incriminer.*

Nous avons rappelé, dans le chapitre précédent, combien la recherche du *B. typhosus* dans l'eau était difficile en présence du *B. coli*. Or, dans le lait, la flore microbienne est autrement abondante et autrement variée que dans l'eau, et l'on comprend aisément que la caractérisation dans cet aliment du *B. typhosus* en présence d'une grande variété d'espèces concurrentes ne soit pas précisément facile.

A la vérité, la constatation du *B. typhosus* dans un lait coupable a été rarement faite.

Konradi[25], à propos de l'épidémie de Kolozsvar (1904-1905) croyait en fournir la première, en décelant 2 fois le *B. typhosus* sur 32 échantillons de

lait en provenance d'une métairie où le fils du fermier, atteint d'une forme bénigne de fièvre typhoïde, n'avait pas complètement interrompu son travail et trayait les vaches.

V.-C. Vaughan[26], en 1890, isole un bacille, en même temps, d'un puits d'une laiterie et du lait vendu par celle-ci. Il y avait eu plusieurs cas de fièvre typhoïde dans la famille du laitier et, simultanément, un ou plusieurs cas dans chaque famille qui prenait son lait à cette laiterie. Le bacille trouvé ressemblait au *B. typhosus*, mais ne lui était pas identique. Quand l'emploi du lait cessa, l'épidémie s'arrêta.

C'est à Reynolds[27] qu'il faut attribuer le mérite d'avoir le premier trouvé le *B. typhosus* dans un lait suspect.

(25) Konradi (D.), Typhusbacillen in der Milch. *(C. f. Bakt. Orig.* t. XL, 1906, p. 31).

(26) Vaughan (V.-C.), *Ann. Rep. State Board of Health,* Michigan, 1891, p. 116. — *Trans. Seventh Intern. Congress of Hyg. a Demog.,* 1891, t. III, section III, p. 121.

(27) Reynolds, The typhoïd fever situation in Chicago *(Chicago Med. Recorder,* 1902, p. 222). Travail cité par Kempner, en note, au cours de l'analyse du travail de Behla *(XVIII Jahrg. d. Jahresb., von Baumgarten-Tangl).*

Reynolds, médecin de la Santé à Chicago, malgré les recherches spéciales très fréquemment faites pendant huit ans, n'a trouvé le *B. typhosus* dans le lait de cette ville que 3 fois au cours d'épidémies locales.

Depuis le travail de Konradi, on a pu déceler le *B. typhosus* dans le lait au cours d'épidémies qui lui étaient imputables.

Shœmaker[28], à propos d'une épidémie à Philadelphie en 1906, a fait les constations suivantes :

Convalescent de fièvre typhoïde, le fils du laitier aidait au remplissage des bouteilles, en faisant du siphonage actionné par la bouche.

La culture décela le *B. typhus* dans l'extrémité buccale du tube qui faisait siphon ainsi *que dans le lait.*

Ce fait n'a rien qui doit nous surprendre, car plusieurs auteurs ont signalé la présence du B. typhique dans la bouche des convalescents de fièvre typhoïde.

Stokes et Stoner[29], lors de l'épidémie de Maryland (56 cas avec 4 décès), trouvent l'origine de l'épidémie en recherchant avec succès le *B. typhosus* dans le lait et en le caractérisant par tous les procédés dont le laboratoire peut disposer (cultures, agglutination, etc).

A Munich[30], en 1912, on put trouver la source d'une épidémie par une analyse minutieuse du lait pro-

<hr>

(28) Shœmaker (J.-V.), Endemic typhoid fever from infected milk. *(J. Amer. med. Assoc.*, Chicago, mai 1907, XLVIII, p. 1.748).

(29) Stokes (W.-S.) et Stoner (H. W.), J. of Amer. med. Assoc. 27 septembre 1913.

(30) Kersten, *Arb. a. d. Kaiserl. Gesundh.*, 1909, p. 341.

venant d'une laiterie infectée. Dans ce cas, le B. typhique était associé à du paratyphique.

Isbasesco[31] a isolé également le *B. typhosus* du lait au cours d'une petite épidémie de village.

2° **Faits expérimentaux**. — Ils sont beaucoup plus nombreux que les précédents.

Ils ont porté sur le développement du *B. typhosus* dans le lait et les produits dérivés du lait : crème, beurre, babeurre, fromages.

Nous allons les examiner un à un.

a) *Du développement du* B. typhosus *dans le lait.*

Cautley[32] infecta du lait avec le bacille typhique et retrouva celui-ci après sept jours. Dans son étude, il écrit :

« Le bacille vit très bien dans le lait, dans les conditions qui existent ordinairement dans les ménages. Quand ce bacille a été artificiellement ajouté au lait dans des conditions où il peut atteindre le consommateur, la présence du microbe vivant peut être démontrée, plusieurs jours après que le lait a été ainsi ensemencé. Ce microbe sera également retrouvé dans un lait aigre, à la température de la chambre où il a été tenu ».

Brœrs[33] démontre que le *B. typhosus* vivait dans le lait et le beurre pendant deux à trois semaines.

(31) Isbasesco (D.), Bacille typhique isolé du lait *(C. R. de la Soc. de Biol.,* 1912, II, p. 521).

(32) Cautley (E.), *Report med. Officer, Local Govrment. Board,* London, 1896-1897, p. 243.

(33) Brœrs (C.-W.), *Typhusbacillen in boter en Karnemelk Nederl. Tijdsch. voor Geneeskunde,* 1904, t. XI, p. 1260.

Heim[34] trouve le *B. typhosus* vivant dans le lait trente-cinq jours, mais pas après quarante-huit jours.

Bolley et Field[35], par contre, prouvent qu'il peut encore se développer après un séjour de trois à quatre mois dans le lait.

Mais il faut arriver aux travaux d'Eyre, à ceux de Rosenau et Mc. Coy, de Trillat et Fouassier pour se rendre compte de la haute valeur alimentaire qu'offre le lait au bacille typhique et apprécier ainsi le grand danger qui peut résulter de l'ensemencement accidentel du lait par ce microbe.

Eyre[36] recueille du lait, en s'entourant des précautions les plus minutieuses, et y introduit du *B. typhosus*.

Voici en centimètres cubes la marche du développement de celui-ci :

Nombre de B. typhiques par centimètre cube.

Début	78
Deux heures après	5o
Quatre heures après	42
Six heures après	46
Huit heures après	46o
Vingt-quatre heures après	6o.ooo
Quarante-huit heures après	1o.3oo.ooo
Sept jours après	44o.ooo.ooo

La diminution du nombre de bacilles par centimètre cube observée dans les premières heures est régu-

(34) Heim, *Arb. a. d. Kaiserl. Gesundheits*, 1889, V, p 274)

(35) Bolley (H.-L.) et Field (M), Bacillus typhi abdominali in Milk and Butter *(Proc. Soc. Prom. Agr. Sc.*, 1898, 168-175, et *C. f. Bakt,* Abt. II, t. IV, 1898, p. 881.

(36) Eyre (J.-W.), *(J. State med.*, London, 1904, t. XII, p. 728).

lière; elle est due à ce que l'on est convenu d'appeler l'action microbicide du lait frais.

Rosenau et Mc-Coy ont confirmé les recherches de Eyre, mais ils y ont ajouté une donnée nouvelle fort intéressante.

Rosenau et Mc-Coy ont opéré comparativement avec du lait cru et du lait préalablement stérilisé. Ils notèrent, comme le fit Eyre pour le lait cru, la diminution du nombre de bacilles par centimètre cube dans les premières heures, principalement quand les cultures sont faites à 15 degrés, puis le développement rapide qui y fait suite; mais, de plus, ils constatèrent que *le lait stérilisé constitue un milieu de culture meilleur que le lait cru;* la pullulation bacillaire s'y fait avec une intensité extraordinaire. Un lait qui, au début, contenait 4.860 bacilles par centimètre cube, en renferme, six heures après, un tel nombre, que leur numération est devenue pour ainsi dire impossible.

Kersten[30] a fait une constatation analogue avec le paratyphique B.

Les laits chauffés, qu'ils aient été stérilisés, bouillis ou simplement pasteurisés, se prêtent d'ailleurs mieux aux cultures microbiennes que le lait cru. Le lait pasteurisé des *laiteries* doit donc être soigneusement protégé d'une infection typhique après la pasteurisation; il faudra également éviter la souillure d'un lait stérilisé par un « porteur de bacilles ».

Les expériences de Rosenau et Mc-Coy ont été effectuées à 37 degrés et aussi à 15 degrés, la température ordinaire. A 15 degrés, la culture du bacille typhique est évidemment un peu ralentie, mais dès la douzième heure toutefois, elle y est devenue tout à fait intense.

Trillat et Fouassier [37], partant de l'idée que la contamination du lait par le bacille typhique devait être souvent réalisée par l'intermédiaire de l'eau, ont recherché jusqu'à quelles limites et sous quelles conditions, de très petites doses de bacilles typhiques dilués dans l'eau étaient encore capables de cultiver dans le lait.

« Tout d'abord, disent-ils, nous avons cherché à nous rendre compte de la marche du développement de la culture du bacille typhique dans le lait ensemencé avec des doses infinitésimales. Le tableau suivant indique, à titre d'exemple le cas de trois échantillons de 20 centimètres cubes de lait, ensemencés seulement au fil de platine plongé dans un bouillon de culture très étendu et fournissant à la numération 3.600 colonies par centimètre cube.

Numération des colonies de suite après ensemencement
et après un nombre d'heures variables.

Essais	Immédiatement col.	Après 2 heures col.	Après 4 heures col.	Après 12 heures col.	Après 48 heures col.
1 . . .	66	6	72	3.440	∞
2 . . .	120	90	102	4.008	∞
3 . . .	120	138	60	4.200	∞

« Le développement du bacille typhique n'a commencé à se produire qu'après la douzième heure; après quarante-huit heures, la culture est en pleine activité.

« Pour avoir une notion de la facilité avec lequel le lait peut être ensemencé par l'eau contenant un nombre très

(37) Trillat (A.) et Fouassier (M.), Sur la contamination du lait par le bacille typhique par l'intermédiaire de l'eau (*C. R.*, t. CLVI, 25 juin 1913, p. 1936).

restreint de bacilles typhiques, nous avons institué une série d'expériences dans lesquelles un certain nombre d'échantillons de lait étaient ensemencés par des doses d'émulsions de bacilles typhiques de plus en plus minimes.

« A cet effet, 1 centimètre carré de raclage de la partie superficielle d'une culture de bacille typhique sur gélose a été d'abord dilué dans 10 centimètres cubes d'eau stérile : on prélevait une goutte de cette émulsion qu'on mélangeait avec 10 nouveaux centimètres cubes d'eau, et ainsi de suite jusqu'à l'obtention d'une émulsion étendue au cent milliardième par rapport à l'émulsion du départ.

« On ensemençait 20 centimètres cubes de lait avec 5 centigrammes de chacune de ces dilutions dont on numérait séparément les colonies : on faisait également la numération des colonies sur chaque échantillon de lait immédiatement après l'ensemencement. De nouveaux prélèvements étaient ensuite pratiqués après des espaces de temps variables : cette façon de procéder permettait bien de suivre la marche du développement de la culture.

« Le tableau suivant montre comment se comporte le développement de cultures obtenues par l'ensemencement de quelques dilutions très étendues par rapport à l'émulsion première.

Dilutions	1/80.000 col.	1/1.500.000 col.	1/32.000.000 col.	1/500.000.000 col.
De suite après l'ensemencement . . .	4.000	120	0	0
Après 24 heures d'ensemencement . .	4.400	200	0	0
Après 30 heures d'ensemencement . .	∞	∞	∞	0
Après 48 heures d'ensemencement . .	∞	∞	∞	∞

« A partir de la dose 1/32.000.000, on a constaté que, dans les mêmes conditions de largeur d'ensemencement, le bacille typhique ne poussait plus dans les bouillons classiques, et encore moins sur les milieux solides les mieux appropriés.

Après une période d'incubation variable pendant laquelle le microbe n'est pas décelable par les procédés analytiques courants, le développement de la culture éclate en quelque sorte brusquement, passant en quelques instants, par exemple, en moins d'une heure, de zéro ou de quelques colonies à l'infini.

« *Une fois ensemencé le bacille typique semble se conserver indéfiniment dans le lait sans que la composition et même les propriétés organoleptiques de celui-ci aient notablement varié*, ainsi que nous avons pu le constater dans des laits cultivant depuis cinq mois.

« Ces expériences ont été faites sur des liquides stérilisés. En présence de germes étrangers, c'est-à-dire en opérant sur des milieux non stérilisés, il y aurait lieu de tenir compte de la concurrence vitale des microbes qui modifierait plus ou moins les conditions de réussite de l'expérience. Malgré cette restriction, nos essais permettent de tirer des conclusions intéressantes.

« *Ils font ressortir une fois de plus que le lait frais grâce à sa composition et surtout à son degré de neutralité approprié, qui ne varie que dans d'étroites limites, offre un milieu extraordinairement favorable au développement du bacille typique*. Ils montrent que le lait peut être ensemencé par lui dans nombre de cas insoupçonnés et notamment dans celui du mélange avec quelques gouttes d'une eau considérée comme indemne.

« Si l'on songe, d'autre part, qu'à son tour, le lait peut devenir une cause fréquente de contamination de l'eau dans une foule de circonstances (par l'intermédiaire de récipients, par des infiltrations, etc.), cette remarque fait ressortir en outre l'influence réciproque de l'eau et du lait concourant ainsi, par leur ensemencement mutuel, à assurer la conservation du bacille typique.

« Sans rien diminuer de la valeur de la théorie hydrique,

l'interprétation de nos résultats fait ressortir, une fois de plus, l'importance que l'on doit attribuer au rôle du lait contaminé dans la propagation de la fièvre typhoïde. »

Le remarquable développement du bacille typhique dans le lait, tel que viennent de le définir les recherches de Eyre, Rosenau et Mc-Coy, Trillat et Fouassier serait inquiétant s'il devait toujours atteindre de semblables proportions dans les conditions courantes de la contamination directe ou indirecte du lait par des déjections typhiques.

Il n'en est rien heureusement, parce que le déterminisme qui préside à ce développement n'est plus d'essence expérimentale et qu'alors le *B. typhosus* se trouve gêné dans sa pullulation par les espèces microbiennes qui se trouvaient avant lui dans le lait.

La concurrence y restreint sa culture, et différents auteurs, Cannata et Mitra[38], Northrup[39], ont montré que les divers ferments lactiques, et parmi eux le ferment bulgare, le ferment butyrique, le subtilis ont sur le *B. typhosus* une action contrariante.

Bassenge[40] remarque que, dans le lait cru, ce sont les acides (lactique, butyrique...) qui déterminent la destruction des bacilles typhiques, mais celle-ci n'a lieu

(38) Cannata et Mitra, Antibacterielle Wirkung bestimmter Milkfermente *(C. f. Bakt. Orig. 58*, 2° fasc., 1911).

(39) Northrup, The influence of the products of lactic Organisms upon Bacillus typhosus *(C. f. Bakt.* I, 1912, p. 417).

(40) Bassenge (R.), Ueber das Verhalten des Typhusbacillen in der Milch und deren Produkten *(Deutsch. Med. Woch.,* n° 38, 17 septembre 1903, p. 675; anal. in *Bull. Inst. Past.,* 1903, p. 799).

qu'à la condition que le taux d'acidité dépasse 3 à
4 pour 1.000 et que la durée d'action des acides porte
sur plus de vingt-quatre heures.

Ces conditions ne sont pas entièrement satisfaites
dans la fabrication du beurre, et l'on s'explique alors
que des bacilles typhiques ajoutés au lait se retrouvent
vivants dans la crème pendant la maturation, puis dans
le beurre et dans le babeurre après le barattage.

L. Rabinowitsch avait déjà constaté la présence du
B. typhique dans la crême lorsque celui-ci a été ajouté
au lait.

Heim, Laser, mélangent à du beurre une culture de
B. typhosus et retrouvent le microbe vivant : le premier,
trois semaines après ; le second, sept jours seulement.

Bruck[41] se proposa de reproduire expérimentale-
ment la contamination du beurre telle qu'elle se fait
dans la pratique et de suivre le sort du B. typhique à
partir du moment de sa pénétration dans le lait jusqu'à
son apparition dans le beurre.

Dans toutes ses expériences, l'auteur partait toujours du
lait qu'il contaminait de différentes façons, puis il fabriquait
lui-même son beurre.

Dans la première série d'expériences, il ajoutait simplement des cultures pures de B. typhique à du lait ; dans
ce cas, les bacilles passent dans la crème et de la crème
dans le beurre.

Dans la deuxième série, pour se rapprocher davantage
des conditions naturelles, le vase où l'on conservait le lait

(41) Bruck (C.), Experimentelle Beiträge zur Frage der Typhusver-
breitung durch Butter *(Deutsch. Med. Woch.,* n° 26, 25 juin 1903,
p. 460).

et l'appareil qui servait pour la fabrication du beurre, étaient rincés avec de l'eau à laquelle on avait ajouté des B. typhiques.

Enfin, dans la troisième série d'expériences, l'auteur, après avoir souillé des morceaux de linge avec des matières de typhiques, lavait ce linge dans de l'eau, et avec cette eau lavait l'appareil et en arrosait la crème; par ces expériences, il voulait imiter les conditions que l'on observe dans la pratique lorsqu'on lave le linge, souillé par des déjections de typhiques, dans un puits, et que l'on emploie ensuite l'eau de ce puits dans la fabrication du beurre.

Comme c'était facile à prévoir, dans tous ces cas, aussi bien dans les expériences de la deuxième série que dans celles de la troisième, le B. typhique a pu être constaté dans la crème et dans le beurre, même lorsque les selles typhiques en contiennent relativement peu.

Le B. typhique peut, une fois dans le beurre, y rester vivant pendant 27 jours; dans les premiers jours, il y pullule même.

De toutes ses expériences, Brück conclut que la fièvre typhoïde peut être facilement propagée par le beurre; c'est un mode de propagation auquel on doit dorénavant penser chaque fois que l'on se trouve en face d'une épidémie dont l'origine hydrique ne semble pas assez nette.

Washburn[42] constate que dans le beurre conservé à la glacière, le bacille typhique reste vivant pendant 150 jours. Dans le lait conservé dans les mêmes conditions, la vitalité disparaît beaucoup plus rapidement; après 42 jours, les microbes sont tués.

(42) Washburn (H.). The vitality of typhoïd bacilli in milk and butter *(25th Am. Rep. Bureau of Anim. Ind.*, 1908).

Bolley et Field[35] ont également retrouvé le
B. typhosus dans le beurre. Il y pousse d'autant
mieux que le beurre mal lavé renferme davantage de
babeurre.

Rowland[43], après Hankin, dans une préparation
lactée indienne, le *Dahi;* Andries ten Sande[44], dans le
kéfir; Fränkel et Kister[45], dans le babeurre trouvent
du *B. typhosus.*

L'enquête menée à propos d'une épidémie de fièvre
typhoïde observée à Eppendorf, faubourg de Hambourg, permit en effet d'en soupçonner la cause dans
la consommation de babeurre infecté par le *B. typhosus.*

Les recherches de Fränkel et Kister établirent que
le bacille typhique vit, à la température ordinaire, jusqu'à 9 jours dans le babeurre stérilisé, jusqu'à 3 jours
dans le babeurre non stérilisé; qu'à 0° on l'y trouve
pendant 48 heures dans le babeurre non stérilisé, mais
qu'à 37°, au bout de 24 heures déjà, il n'est plus décelable dans le même milieu.

L'examen de tous ces travaux décèle quelques con-
tradictions touchant surtout à la durée du temps
pendant lequel le B. typhique conserve sa vitalité.

Il n'en peut être autrement en raison des circonstances différentes dans lesquelles se sont placés les

(43) Rowland (S.), Cheese and butters as possible carriers of
typhoïd and cholera infection *(Brit. Med. J.,* 22 juin 1895, p. 1392).

(44) Andries ten Sande, Tuberkelbazillen und Typhusbazillen im
Kéfir, Bern, 1906. Dissertation.

(45) Fränkel et Kister, Ueber Typhusbazillen in Buttermilch
(Münch. Med. Woch., 1898, XLV, p. 197, et *Cent. f. Bakter.,* XXIII,
1898, p. 752).

divers auteurs qui se sont occupés de ce point particulier de la question.

Lemke[46] a fait des expériences dans le but des
savoir combien de temps le B. typhique peut garder
sa vitalité dans différentes espèces de fromages. La
survie du bacille dans des fromages du commerce
infectés peut aller jusqu'à trente-deux jours. En infectant le lait avec lequel le fromage est préparé, celui-ci
garde le bacille vivant pendant 12 jours.

De tout cela, nous devons retenir qu'à côté du lait,
les produits dérivés de celui-ci peuvent convoyer le
bacille typhique. Le danger de leur consommation,
encore qu'il n'ait pas attiré particulièrement l'attention,
n'en doit pas moins exister.

Est-il aussi grand que celui de l'ingestion d'un lait
contaminé? C'est une question à laquelle nous ne pouvons présentement fournir une réponse précise.

Au cours de l'impression de ce travail, MM. Trillat
et Fouassier [46a] ont publié une deuxième note, dont il
est intéressant de relever les principaux passages.

Ils montrent d'abord que lorsque l'ensemencement
du lait est fait largement, au lieu de l'être par des doses
extrêmement faibles, comme celles dont ils font mention dans leur précédente communication, la multiplication du bacille typhique commence immédiatement
après l'ensemencement.

Ils comparent ensuite le développement du B. typhi-

[46] Lemke, *Klin. Jahrbuch*, 1912, XXVI, 3.
[46a] Trillat (A) et Fouassier (M.) Etude de quelques facteurs exerçant une influence sur la rapidité de l'évolution du B. typhique dans
le lit *(C. R.* Séance du 29 mai 1916).

que dans le lait avec celui dans le bouillon ordinaire, et constatent que le lait, beaucoup mieux que le bouillon, se prête à la culture du B. typhique ; du lait additionné de proportion croissante d'acide lactique se prête encore au développement du B. typhique, alors que dans le bouillon, avec les mêmes proportions d'acide, le microbe ne pousse pas.

« L'acide lactique jouit de propriétés faiblement microbicides vis-à-vis du B. typhique, puisque à la dose de 1 pour 1.000 son influence ne s'était pas fait sentir au bout d'une heure et qu'il faut dépasser la dose de 1 pour 400 pour observer une diminution notable des colonies. »

« On peut conclure de ces essais, qu'au moment de la coagulation lactique du lait, l'acidification entrave le développement rapide du B. typhique, sans cependant le détruire. »

MM. Trillat et Fouassier ont noté également que la coagulation par la présure n'arrête pas le développement du B. typhique. Ils terminent en faisant remarquer — c'est un point que nous avons d'ailleurs discuté un peu plus haut — que lorsqu'il s'agit de lait cru, la cuture du B. typhique doit certainement être très gênée par la concurrence vitale que lui font les germes étrangers qui se trouvent dans le lait avant lui. Ceci est fort heureux, car si le développement du B. typhique dans le lait devait toujours présenter le caractère foudroyant que ces auteurs avaient indiqué dans leur première note sur ce sujet, bien plus nombreuses et bien plus graves seraient encore les épidémies de fièvre typhoïde trouvant leur source dans un lait infecté.

CHAPITRE IV

ÉTUDE DE QUELQUES ÉPIDÉMIES
DE FIÈVRE TYPHOIDE D'ORIGINE LACTÉE

Pour assigner à une épidémie de fièvre typhoïde sa véritable cause, il faut, avant tout et nécessairement, faire très attentivement le dépouillement des circonstances qui en ont entouré l'éclosion. C'est une réflexion que nous avons déjà faite.

Ce dépouillement, lorsqu'il s'agit d'incriminer le lait, doit être encore plus fouillé qu'à l'ordinaire, afin de rendre tout à fait probant le rôle de ce liquide dans la propagation et le développement de l'épidémie.

Mais toutes les circonstances auxquelles, sans les désigner implicitement, nous faisions allusion, n'ont pas la même valeur. Il faut choisir, entre elles, celle qui est d'importance majeure pour donner à l'épidémie sa véritable caractéristique ; nous devrions la trouver *dans la manière dont le lait a été infecté*, s'il nous était toujours possible de la mettre en évidence.

Pour faire une épidémie de fièvre typhoïde, il faut, en effet, trois facteurs essentiels qui sont dans l'ordre chronologique :

1^0 Un malade ou un « porteur de germes » susceptible d'infecter le lait;

$2°$ Une circonstance qui préside plus particulièrement à l'infection du lait;

$3°$ La consommation de ce lait à l'état cru.

On dépistera assez facilement le malade, moins aisément le « porteur ». On conçoit, d'autre part, qu'il ne saurait y avoir infection chez l'homme si le lait pollué a été bouilli; mais ces contingences sont de toutes les épidémies et, par suite, ne donnent à celles-ci aucun caractère bien spécial.

Il n'en est pas de même de celles qui répondent au deuxième facteur cité plus haut. C'est le mode d'infection du lait qui devrait donc nous servir à classer les épidémies que nous allons étudier; malheureusement, cela ne nous sera pas toujours possible.

Nous nous bornerons à faire l'histoire de quelques épidémies anglaises et américaines et nous insisterons surtout sur celles qui ont été signalées en France.

Hart[8], dans son travail de 1897, résume, selon un plan unique, les épidémies dont la littérature et les rapports des médecins sanitaires lui ont fourni les éléments.

Voici les points qu'il touche à propos de chacune d'elles :

$1°$ Date;

$2°$ Localité;

$3°$ Nombre de cas, nombre de morts;

$4°$ Nombre des cas parmi les buveurs de lait suspect;

$5°$ Nombre de familles alimentées par le laitier suspect;

6° Nombre et pourcentage de celles qui ont été atta-
quées par l'épidémie ;

7° Circonstances qui expliquent, à la ferme ou à la
laiterie, que le lait ait pu être infecté ;

8° Cause déterminante de l'épidémie ;

9° Circonstances qui permettent d'incriminer le
lait ;

10° Faits particuliers qui montrent bien à quel point
on a eu raison d'incriminer le lait.

C'est un cadre très complet qu'il n'est cependant
pas toujours possible de remplir.

Voici, selon ce plan, l'histoire d'une des 48 épidémies de fièvre typhoïde d'origine lactée décrites dans
le travail en question :

Epidémie de Clapham. — Date : juin et juillet 1882. —
Rapporteur : Dr Parsons, — 22 cas dont 3 décès. — 21 cas
se sont présentés chez ceux qui buvaient du lait suspect.
Pourcentage : 95 pour 100. 118 familles étaient fournies
par le laitier et 16 de ces familles ont été atteintes. Pourcentage : 14 pour 100.

*Circonstances qui expliquent, à la ferme ou à la laiterie,
que le lait ait pu être infecté.* — Deux fermes sont en
question : l'une était bien disposée pour être contaminée
par un ruisseau recevant les égouts d'un village voisin.
L'hiver, le bétail buvait dans ce ruisseau. L'analyse montra
que l'eau était polluée. Dans l'autre ferme, le puits, situé
plus bas que la laiterie, était très probablement souillé par
les égouts. Dans cette ferme, deux cas de fièvre typhoïde
se sont présentés.

Cause déterminante de l'épidémie. — La pollution du
puits de la première est incontestable ; l'existence récente
de 6 cas de fièvre typhoïde dans 3 maisons du village dont
les égouts allaient au ruisseau, et la possibilité de conta-

mination par l'eau qui filtrait du ruisseau, montrent le chemin par lequel le microbe est arrivé jusqu'au lait.

Circonstances qui permettent d'incriminer le lait. — Tous les malades sauf un, avaient consommé le lait incriminé. Le plus souvent les malades étaient de grands buveurs de lait ; ce sont les enfants qui ont été surtout atteints ; au contraire, les domestiques et les adultes l'ont peu été. Tous consommaient du lait ordinaire et non du lait stérilisé. Dans les maisons indemnes, la quantité de lait consommée était insignifiante. 4 maisons envahies prenaient à elles seules 3,5 des 32 gallons de lait distribués.

Faits particuliers qui montrent qu'on a eu raison d'incriminer le lait. — Dans une famille de 15 personnes, la seule qui fut atteinte buvait du lait cru.

Références. — Report to the Local Government Board *(Brit. Med. J.,* 1882, t. II, p. 142, 216, 816).

Comme il nous serait parfois difficile de reprendre sur le même plan l'histoire des épidémies que nous allons maintenant étudier, nous nous contenterons de reproduire le texte des auteurs ou des traducteurs auxquels nous les emprunterons, en mettant en italiques les points sur lesquelles nous appelons plus particulièrement l'attention, et qui ne tendent rien moins qu'à justifier les raisons sur lesquelles on peut s'appuyer pour incriminer à juste titre le lait.

Nous classerons les épidémies en nous basant d'abord sur le lieu d'origine du malade qui en a été le point de départ et ensuite, quand cela sera possible, sur la circonstance qui a favorisé l'infection du lait.

Le malade — ou le « porteur de germes » — peut se trouver à la ferme, au centre de ramassage ou à la boutique de vente.

Mais il ne suffit pas pas de le situer, il faut aussi, autant que faire se peut, saisir de quelle manière le germe typhique qu'il recèle est passé dans le lait. C'est un point qui n'est pas toujours facile à mettre en relief, ainsi que nous le verrons; on est souvent obligé de s'en tenir à des hypothèses sur le mode de pollution du lait bien que celle-ci ne fasse aucun doute.

A. **Le malade est à la ferme.** — Nombreuses sont les circonstances qui s'offriront au malade pour ensemencer le lait. Nous allons en voir des exemples :

1° *Les déjections du malade contaminent l'eau d'alimentation de la laiterie.*

C'est sous ce titre que nous aurons le plus d'épidémies à réunir, parce que c'est le mode de contamination du lait auquel il fait allusion qui s'est imposé tout d'abord et le plus facilement à l'hygiéniste familiarisé depuis longtemps avec l'origine hydrique de la fièvre typhoïde.

En réalité, l'origine des épidémies de fièvre typhoïde que nous allons maintenant examiner n'est que secondairement lactée; elle est, en effet, lactée parce qu'elle a d'abord été hydrique. Mais, comme l'extension de la maladie est uniquement due à la consommation d'un lait qui fut ensemencé par une eau contaminée, il est de toute justice de l'attribuer au lait.

Cette eau sert au lavage des ustensiles de laiterie, des bidons, et aussi, frauduleusement, au mouillage du lait.

a) A Cambridge[47], les 73 familles qui furent atteintes

(47) *Boston Med. a. Surgical J.*, juillet 1888.

recevaient leur lait *du même fournisseur* et avaient *l'habitude de le boire sans l'avoir fait bouillir.*

Le laitier soignait son enfant, qui avait la fièvre typhoïde, tout en s'occupant de son exploitation. Quelques jours après, il faisait répandre le contenu de la fosse d'aisances aux environs de la ferme, sur des terres traversées par la conduite d'eau alimentaire, en mauvais état d'entretien. Trois semaines après cette opération, l'épidémie de fièvre typhoïde éclatait à Cambridge.

b) L'épidémie de Clermont-Ferrand[48] est d'un détail très intéressant :

'Dans les premiers jours de décembre, M. le Dr Fournial était appelé *dans une laiterie* de la route de Beaumont *pour donner ses soins au propriétaire du local, atteint d'une fièvre typhoïde à forme légère.* Quelques jours après, la jeune femme du malade était prise à son tour. Jusqu'ici, la contagion directe, en raison surtout des mauvaises conditions hygiéniques du milieu, paraissait seule en cause.

Le 23 décembre, un nouveau cas se présente chez une jeune femme de la rue Tour-la-Monnaie, Mme L... La maladie, d'une intensité moyenne, se termine par guérison après avoir présenté des complications articulaires au moment de la défervescence.

Le même jour, le Dr Fournial visite une autre malade, Mme B..., rue d'Enfer, atteinte de fièvre typhoïde à forme ataxo-dynamique très prononcée et avec complications pulmonaires graves.

Le 28 décembre, un cinquième cas de fièvre typhoïde est constaté route de Beaumont, chez Mme F..., quarante-

(48) Goyon, Bouchereau et Fournial, Epidémie de fièvre typhoïde transmise par le lait observée à Clermont-Ferrand pendant les mois de décembre 1891, et janvier 1892 (*Rev. d'Hyg. et de Pol. Sanit.*, 1892, p. 993).

cinq ans ; la maladie suit une marche très rapide, avec des phénomènes nerveux très accusés et se complique d'une broncho-pneumonie double ; la mort survient au seizième jour. Au même moment, le mari et le fils de la malade sont atteints tous les deux d'érysipèle faciale.

Il faut remarquer que, depuis longtemps, la fièvre typhoïde existe à Clermont à l'état endémique ; mais elle ne s'était manifestée durant l'année 1891 que par des cas sporadiques très isolés, se succédant à des intervalles irréguliers et à peu près indistinctement dans tous les quartiers. Dans les derniers mois de l'année, ces atteintes étaient même devenues fort rares, beaucoup de praticiens des plus estimés n'en avaient pas observé depuis long-temps.

Vers la fin de décembre, ainsi que nous venons de le voir, la situation change tout à coup : la fièvre typhoïde revêt nettement un caractère épidémique et elle limite son action sur un des points de la ville.

L'eau d'alimentation étant la même pour tout Clermont, le système des égouts des quartiers atteints étant irréprochable, les conditions météorologiques évidemment uniformes, les relations de cause à effet, entre le premier cas de la maladie et les cas semblables survenant en si peu de temps, devenaient trop évidentes pour ne pas attirer l'attention. *C'est ainsi que M. le Dr Fournial, après une petite enquête faite auprès de ses malades, apprenait que le lait de leur alimentation provenait de la même source et était fourni par le laitier atteint le premier de la fièvre typhoïde.*

Le Dr Fournial appela l'attention de M. le Maire de Clermont sur les causes et l'origine de l'épidémie, qui déjà en raison de son caractère particulier de gravité, causait en ville une vive émotion.

Il existait, en effet, à ce moment, une véritable épidémie. Outre les cas déjà signalés par M. Fournial, M. le Dr Gautrez observait dans sa clientèle 3 cas de fièvre typhoïde, et l'un de ses malades succombait au treizième jour de sa maladie. Les Drs Planchard, Mory, Léoty, donnaient également leurs soins à 3 autres malades.

Ces derniers, comme ceux du Dr Fournial, avaient tous consommé du lait non bouilli de la provenance du laitier de la route de Beaumont.

Le chiffre de la mortalité s'est élevé à 6 décès pour les 18 malades appartenant à la clientèle du laitier. L'origine de l'épidémie étant nettement établie, des mesures de salubrité furent prises à l'égard de la laiterie incriminée et le mal fut aussitôt enrayé.

Cette laiterie renfermait dans une écurie assez vaste, mais mal tenue, une douzaine de vaches. Dans un des angles se trouvait le logement sommaire du laitier et de sa famille; il était séparé par une simple cloison du reste de l'écurie sur laquelle il avait accès. C'est dans cette installation tout à fait primitive que le laitier et sa femme ont été soignés.

D'après leurs propres aveux, les déjections typhiques ont été négligemment, sans désinfection préalable, versées à l'endroit le plus commode sur le fumier de l'écurie. Or, dans le fond de cette écurie, en arrière de la chambre, il existait derrière une petite cloison, en un coin obscur, un puits dit puits secret, creusé dans un sol perméable en dehors de toute condition d'étanchéité. Ce puits recevait du purin par suintement à travers les porosités du terrain et même par écoulement direct au niveau de son orifice.

Le laitier s'est bien défendu de pratiquer le mouillage de son lait, mais il est difficile d'admettre ses dénégations, étant données les habitudes de tous ces industriels et étant donnée plus spécialement la disposition de cette écurie.

En effet, comme le fait si justement remarquer M. le Dr Goyon, ce laitier avait dans la cour, à sa portée même, un puits très confortable, et, malgré cela, sur sa demande expresse, le propriétaire lui en avait fait construire un second, obscur et mal commode. Quel autre but pouvait-il avoir que de pratiquer, à l'abri des regards indiscrets, l'altération de sa marchandise!

Quoi qu'il en soit de l'opération du mouillage, l'eau du puits de l'écurie servait, ainsi que le laitier l'a reconnu, au nettoyage des seaux et autres ustensiles de son exploitation. Cela nous suffit pour établir le mode de contamination. Un seul bacille, déposé dans un milieu de culture tel que le lait, milieu éminemment favorable pour sa conservation et son développement, peut devenir un redoutable agent de diffusion.

De cet ensemble de faits, il résulte que le germe typhique, suivant un cycle complet, passait successivement de l'intestin du malade dans le purin de l'écurie et dans l'eau du puits, de l'eau du puits dans le lait et enfin, par cet intermédiaire, dans l'intestin des consommateurs.

Les cultures du lait, faites en bouillon phéniqué, ont permis de constater également l'existence d'un bacille qui, ensemencé sur la pomme de terre, a donné les caractères propres au bacille typhique.

Du reste, Gautrez[49], qui a fait une remarquable étude des conditions dans lesquelles le lait peut convoyer la fièvre typhoïde à Clermont-Ferrand[50], a montré que dans nombre de vacheries, *les boîtes à lait sont lavées avec de l'eau provenant de puits infectés par les purins.* Dans de pareilles conditions, devant la continuité de semblables habitudes, le caractère explosif des cas de fièvre typhoïde d'origine lactée peut disparaître; il

(49) Gautrez (E.), *Etude sur l'hygiène des vacheries et la réglementation du commerce du lait, à propos d'une épidémie de fièvre typhoïde à Clermont-Ferrand*, Paris, 1894, G. Steinheil, 235 pages, 8° (7 pl.).

(50) Deschamps, C. R. des services d'hygiène d'arrondissement (A propos de l'épidémie de Clermont-Ferrand (*) *(Com. Consult. d'Hyg. Publ. de France*, t. XXXIV, 1904, p. 675).

(*) Il s'agit d'une autre épidémie.

n'y a plus épidémicité, à proprement parler, mais bien endémicité.

c) L'épidémie militaire d'Avon, relevée par Vaillard[21], montre avec quel soin l'enquête a été menée.

En 1890, une épidémie de fièvre typhoïde frappe le 5ᵉ escadron du train des équipages ; on en attribue l'origine au voisinage des villages d'Avon et de Changis, alors contaminés. Le corps de troupe atteint ne consommait pas l'eau d'Avon, étant approvisionné par des conduites particulières. Comment s'était faite la transmission de la maladie ?

Voici, d'après Vaillard, quelle est l'origine de l'épidémie :

Le 5ᵉ escadron du train a été atteint par la fièvre typhoïde au moment où cette affection existait déjà dans le village d'Avon, presque contigu au quartier. *Le cas initial de l'épidémie civile s'est produit dans la maison d'un laitier* (*) ; les trois premiers habitants, ultérieurement infectés, recevaient leur lait de cet industriel. L'épidémie militaire ne s'est déclarée que plusieurs jours après la diffusion de la maladie dans le village d'Avon : *elle a frappé d'abord et surtout les tailleurs et bottiers de l'escadron. Or, le laitier, dont la maison a été signalée comme le premier foyer de la maladie, vend du lait à la porte du quartier, particulièrement aux bottiers et aux tailleurs.* Aussi, M. le médecin-major Bonnaix a-t-il soupçonné que le lait pouvait avoir été le véhicule du contage, et cela pour les raisons suivantes dont le bien-fondé est évident.

Le quartier du 5ᵉ escadron du train est occupé, en outre, par des batteries d'artillerie. Or, tandis que l'artillerie n'a présenté aucun cas de fièvre typhoïde et d'embarras gas-

____

(21) Vaillard, Rapport sur une épidémie de fièvre typhoïde au 5ᵉ escadron du train, à Avon, en 1890 (*Com. Consult. d'Hyg. Publ. de France*, t. XXII, 1892, p. 296).

(*) Laitier nourrisseur.

trique, l'escadron du train comptait 21 dothiénentéries graves ou légères.

Ces groupes militaires vivaient dans le même lieu, d'une manière identique, consommant la même eau (une eau de source excellente); cependant un seul est atteint. Mais ici intervient le rôle possible du lait.

L'escadron du train se pourvoit chez un laitier dans la famille duquel il y a un typhique; l'artillerie s'approvisionne chez un industriel différent, dont la maison n'a pas été contaminée.

Pour vérifier son hypothèse étiologique, M. le Dr Bonnaix a visité la maison du susdit laitier et constaté *que le puits en usage était creusé dans la cour de la nourrisserie, transformée en une véritable fosse à purin.*

L'eau de ce puits a été l'objet d'une analyse bactériologique au Val-de-Grâce; elle était extrêmement souillée. Dès lors, il paraissait vraisemblable que l'eau de ce puits avait pu devenir le véhicule du contage, si elle avait servi (chose probable) à mouiller le lait.

Pfuhl[52] a fait l'histoire de trois épidémies militaires dues au lait.

d) De l'épidémie citée par Férouelle[53], de Saumur, il ressort cette conclusion, c'est qu'une *unique absorption de lait infecté* peut être suivie de conséquences graves.

« A l'ouvroir de la Miséricorde, qui comprend 18 religieuses et 70 enfants ou jeunes filles, il y eut, du 7 au

(52) *Pfuhl (E).* Ein Fall von Ubertragung des Typhus durch Milch (*Deut. med. Woch.*; 1896, ver. bl., p. 19). — Beiträge zur Kenntniss und Ubertragüng des Typhus durch Nahrungsimttel (*Festsch. f. R. v. Leuthold*, 1906, p. 102).

(53) Bourges, C. R. des travaux des services d'hygiène d'arrondissement (Epidémie de fièvre typhoïde à Saumur) (*Com. Consult. d'Hyg. Publ. de France*, t. XXXIV, 1904, p. 649).

20 septembre, 18 cas de fièvre typhoïde avec 4 décès. Or, le 30 août, les jeunes filles de l'ouvroir étaient allées en promenade jusqu'à une ferme, où elles avaient bu du lait et de l'eau. Il y avait dans cette ferme une jeune fille malade de fièvre typhoïde depuis le 20 août. Le puits de la ferme était ouvert au niveau du sol, exposé à l'introduction de toutes les impuretés et placé au voisinage d'une mare infecte.

« Plusieurs personnes buvant du lait de cette ferme ont eu la fièvre typhoïde en septembre. La vente du lait de cette ferme a été interdite jusqu'à nouvel ordre. »

e) L'épidémie observée à Grenoble et rapportée par Würtz[54] au Comité consultatif d'Hygiène publique de France, est due à l'ensemencement du lait par l'eau de lavage des récipients et boîtes à lait.

f) Bordas[55] attribue au mouillage du lait par une eau de puits contaminée l'épidémie d'Orléans de 1904.

g) L'épidémie de Pierreffitte, étudiée par le Dr Dubief[56], mérite de retenir notre attention.

Après avoir énuméré les cas de maladie déclarés à Pierreffitte et recherché leur filiation, Dubief ajoute :

En matière de fièvre typhoïde, c'est à l'origine hydrique que l'on pense d'abord, mais nous fûmes bientôt convaincu que cette étiologie ne pouvait être acceptée, l'alimentation en eau des divers immeubles frappés étant très différente. On ne saurait non plus accepter l'hypothèse mise en avant

(54) Würtz, Rapport sur les travaux des Conseils d'Hygiène (Epidémie à Grenoble), *Com. consult. d'Hyg. Publ. de France*, t. XXXI, 1901, p. 172.

(55) Bordas, C. R. des Services d'Hygiène d'arrondissement (Epidémie à Orléans) (*Com. consult. d'Hyg. publ. de France*, t. XXXIV, 1904, p. 614).

(56) Dubief, Epidémie de fièvre typhoïde à Pierrefitte (*C. R. des Séances du Conseil d'Hyg. publ. et de Salubr. de la Seine*, 1904, p. 383).

et soutenue, dans un but d'ailleurs fort louable, que l'épidémie avait pour cause le passage à travers la commune et l'épandage dans la campagne, des gadoues de Paris, transportées dans des tombereaux. Le fait de la non-endémicité de la fièvre typhoïde à Pierrefitte est en contradiction avec cette hypothèse, le transport des gadoues étant au contraire continuel; d'autre part, l'année 1903 a été plutôt froide et peu propice au transport des poussières, en raison des pluies persistantes qui l'ont caractérisée au point de vue météorologique.

Poursuivant notre enquête, nous n'avons pas tardé à savoir que tous les malades atteints étaient des clients de cette vacherie, la mieux achalandée du pays, et celle qui passait, à juste titre paraît-il, pour fournir le meilleur lait. Le propriétaire de la vacherie nous a naturellement affirmé qu'il ne mouillait jamais son lait, et rien ne nous permet de mettre en doute sa bonne foi; *mais il nous a avoué qu'il rinçait toutes ses boîtes avec l'eau du puits dont nous avons parlé plus haut* *, la commune lui ayant interdit l'usage d'une borne-fontaine, placée devant sa porte, sauf pour sa boisson. Il est certain que si sa femme n'avait pas été atteinte de fièvre typhoïde, cette situation aurait pu se prolonger sans trop d'inconvénients *apparents ;* mais du coup il en résulta une distribution de fièvre typhoïde avec le lait qu'il vendait.

On pourrait faire ici une objection, que n'a pas manqué d'ailleurs de faire le laitier, très inconscient du rôle néfaste qu'il avait involontairement joué. Si le lait était réellement le véhicule du germe typhique, comment se fait-il que parmi les cinquante à soixante clients de la laiterie, huit ont été frappés ? Voici la réponse qu'il convient de faire à cette objection : Nous avons visité toutes les personnes chez lesquelles cette étiologie pouvait être soupçonnée ; or,

* Voir le dessin, chap. XI.

aucune d'elles n'avait l'habitude de faire bouillir le lait. *Toutes celles qui ont été frappées avaient coutume de boire le lait cru.* Il nous semble donc bien difficile de ne pas admettre que le lait a été le véhicule du germe typhique, lui même ayant été contaminé par l'eau du puits qui avait reçu les déjections de la malade. Si l'épidémie n'a pas pris plus d'extension, c'est que l'eau introduite accidentellement dans le lait par le rinçage des pots était peu abondante, et que la majorité des clients du laitier avaient la bonne habitude de faire bouillir leur lait avant de le consommer.

En terminant, nous pourrons constater avec regret que la loi ne permette pas de classer ces établissements dans les communes peu peuplées ; car une surveillance active, empêcherait, à coup sûr, de pareils accidents de se produire, en imposant aux industriels des conditions hygiéniques et des installations moins dangereuses pour les clients de leur établissement.

Nous ferons suivre l'histoire des épidémies françaises que nous venons d'étudier de celle d'épidémies anglaises, américaines, etc., dont quelques détails sont intéressants.

h) Indiana-Port[57], ville de 10.000 habitants sur les bords du lac Michigan, présente, comme les autres villes riveraines, un taux de mortalité typhique assez élevé pendant les mois d'août, septembre, octobre et novembre. Pendant le mois d'octobre, le nombre des cas de fièvre typhoïde fut particulièrement élevé. Une enquête minutieuse élimina l'origine hydrique et révéla que *tous les malades consommaient un lait provenant de quatre fermes situées à environ 40 milles ;* trois d'entre elles présentaient des conditions satisfaisantes, mais, dans la quatrième, *le fermier, sa*

(57) Shimer (W.) et Mc Abel (W.-D.), *J. of Amer. Med. Assoc.,* 21 juin 1913.

femme et un de ses fils, furent successivement atteints à
partir du 10 août, de fièvre typhoïde atypique ; le nombre
des cas dérivés de cette ferme atteint 54. A partir du
10 novembre, moment où le lait provenant de cette ferme fut
pasteurisé, on n'enregistra que 2 cas nouveaux et vraisemblablement secondaires.

Sedgwick [58] a étudié avec beaucoup de soins les épidémies de Springfield et de Sommerville, la première
trouvant sa cause dans une contamination du lait à la
ferme, la seconde, que nous examinerons un peu plus
loin, dans un centre de ramassage.

i) Au commencement d'août, on signala une recrudescence
de fièvre typhoïde dans un district particulier de la ville de
Springfield. Cette ville a 47.000 habitants et est située le
long de la rivière Connecticut. Le district dans lequel on
signalait cet excès de fièvre typhoïde est connu sous le
nom « Mecknight-district ». Il est de récente formation, on y
trouve beaucoup de jardins, etc. C'est le type du district
suburbain, mais il est mieux situé que la ville, etc. Cependant, c'était la seule partie de la ville où régnait la fièvre
typhoïde en juillet et août 1892.

On accusa d'abord l'eau de puits dont, pendant les mois
chauds, on avait fait grand usage, mais beaucoup de malades
n'employaient que l'eau de la ville. Même accusation pour
les eaux de source, même réponse.

Puis ce fut le draînage, les vidanges qui furent soup-
çonnées, mais rien ne justifia ces soupçons.

Des cas continuant à se produire, on ne tarda pas à
remarquer que *beaucoup de familles atteintes étaient servies*
par le même laitier. Le médecin de la ville visita toutes

(58) Sedgwick (W.-P.) et Chapin (W.-H.), An investigation of an
epidemic of typhoïd fever in the City of Springfield, Massachussets,
due to infected milk *(Boston M. et J. S.,* CXXIX, 1893, p. 485-489).

les fermes d'où se tirait le lait fourni à la ville et on reconnut
que la plus grande partie du lait fourni au district de
Mecknight provenait de deux fermes situées à Agawam ; les
fermes étaient excellentes, dans de bonnes conditions et
l'on ne connaissait pas de fièvre typhoïde dans les environs.

On examina l'eau qui servait à laver les récipients, elle
n'était nullement contaminée et d'ailleurs servait à laver
des récipients contenant du lait distribué dans des quartiers
où aucun cas de fièvre typhoïde n'avait été signalé. On
écarta donc le lait comme cause d'infection.

On incrimina alors le voisinage d'un cimetière, mais on
renonça à la théorie du cimetière, quand on apprit que l'eau
d'un puits de ce cimetière renfermait moins d'ammoniaque
que l'eau du puits de Mecknight-district. Puis ce fut le tour
du gaz, de la glace, des légumes, etc.

C'est dans la troisième semaine d'août que Sedgwick fut
envoyé pour aider les autorités médicales de la localité
dans leurs recherches.

De l'examen de 19 maisons infectées et de 46 cas, il tira
cette conclusion qu'aucune théorie n'était acceptable, sauf
celle du lait, car *toutes les familles atteintes, excepté une,
prenaient leur lait au même laitier*. Ce laitier n'était pas le
seul qui vendait du lait à Mecknight-district, mais *c'était
dans sa clientèle exclusivement que l'on trouvait des cas de
fièvre typhoïde*. Nous avons dit qu'une famille atteinte
faisait exception, car elle prenait son lait à un autre laitier
qui n'avait aucun autre cas parmi ses clients ; mais, d'autre
part, on sut que presque régulièrement cette famille achetait du lait chez un épicier qui se fournissait au laitier
incriminé.

L'enquête dans les fermes d'Agawam fut donc reprise.
Nous apprîmes que nous avions été trompés par le fermier
et qu'à la vérité, le lait fourni au district de Mecknight ne
provenait pas des fermes d'Agawam. Le laitier avait promené le médecin enquêteur dans toutes les fermes dont il

tirait son lait sauf une, située à Feeding-Hills, parce qu'il la savait moins bien tenue que les autres.

Cette ferme était tenue par un homme qui vendait du tabac, etc., *et du lait*. Sa fille avait eu au printemps dernier une fièvre typhoïde bilieuse et, dans la suite, un certain nombre de personnes du village avaient dû s'aliter avec une forte fièvre.

L'enquête dans les maisons et les laiteries fut longue, difficile, entravée par les dires du marchand, par les divers laitiers, etc. Mais elle se termina victorieusement et il fut irréfutablement démontré que, dans toutes les maisons infectées, c'était le lait de Feeding-Hills qui était distribué ; que partout où d'autre lait été donné, il n'y avait pas de cas de fièvre typhoïde.

En dehors du district de Mecknight, il y eut très peu de cas de fièvre typhoïde dans la ville ; un certain nombre peuvent s'expliquer par la contagion. D'autres cas, ceux entre autres des rues d'Essex et de Tenth, ont une autre étiologie. *En effet, le laitier de Mecknight, effrayé des accusations portées contre lui, refusa le lait de Feeding-Hills, et celui-ci fut alors distribué dans la rue d'Essex. C'est là un des plus victorieux arguments en faveur de l'origine lactée de cette épidémie.* De même, 7 cas de fièvre typhoïde ayant éclaté dans un hôtel situé au centre de la ville, l'enquête nous apprit que cet hôtel avait également acheté du lait de Feeding-Hills.

L'épidémie compta *150 cas* et *35 morts* en trois mois : juillet, août, septembre.

j) L'épidémie de Fintry, étudiée par Mac-Vail[59], doit être également retenue.

Dans le village de Fintry, qui compte environ 3oo habi-

[59] Mc Vail (E.), Milkborne typhoïd *(Brit. Med. J.*, 25 juillet, 1896, p. 217).

tants et où la dothiénenterie ne s'était pas montrée depuis
1878, l'épidémie éclata brusquement dans le milieu d'août
1895 ; elle atteignit 22 personnes, il y eut 2 décès. Sur ces
22 personnes, 17 avaient bu *du lait fourni par une même
vache;* les 5 autres cas sont secondaires et les malades
furent contagionnés dans les maisons infectées. Le lait de
cette vache était consommé par 17 familles dont 13 furent
contaminées. Ces 17 familles comptaient 65 membres qui
fournirent 22 malades, soit plus de 33 pour 100. Selon le
Dr Mac-Vail, l'infection fut apportée d'un village voisin qui
avait été visité par le fermier onze à quatorze jours auparavant et où 4 de ses clients avaient la fièvre typhoïde. On ne
put démontrer exactement comment fut transporté le germe
typhoïdique, car il est établi que la vache resta en bonne
santé. Cette relation démontre que les plus petites métairies
doivent être surveillées, car celle dont il est question ne
possédait qu'une vache ; en outre, elle prouve aussi avec
quel soin doit être faite la traite des vaches laitières.

k) Ascher.[60] a fait une bonne observation d'une petite
épidémie de Königsberg :

De mai à juin 1901, 29 cas de fièvre typhoïde éclatent
dans un quartier assez restreint de Königsberg. C'est là un
chiffre modeste pour une ville de 190.000 habitants, mais il
prend une certaine importance du fait que *les malades sont
localisés dans un même quartier de la ville.*

L'enquête, qui fut difficile à mener à bien, car il fallut
dépister les réticences et les erreurs volontaires, permit
d'éliminer successivement tous les facteurs étiologiques
habituels et d'établir que le lait distribué dans le quartier en
question provenait de deux fermes du même village de la

(60) Ascher (L.), Die Verbreitung von Typhus durch Milch nebst
Bemerkungen über die Ab Wehr von Infectionskrankheit *(Vier-
telsjahrs f. Gerichtl. Med. u. öffentl. Sanitätswesen,* juillet 1902,
p. 132; Anal. in *R. d'Hyg. et de Pol. sanit.,* 1902, p. 1032).

banlieue, où quatre enfants avaient eu, au printemps, la fièvre typhoïde médicalement constatée, ainsi qu'un métayer, sa femme et son fils. L'enquête, laborieusement poursuivie, permit d'établir que sur les 29 cas de fièvre typhoïde de ce quartier, *17 étaient survenus après consommation du lait de ces fermes.* Les familles atteintes n'avaient aucune relation entre elles et n'habitaient pas dans le voisinage immédiat les unes des autres ; *toutes faisaient usage de lait cru.* Il est intéressant de constater que, *dans deux familles, la servante seule tomba malade, alors que les parents et les enfants qui consommaient le lait bouilli restèrent indemnes ;* dans un ménage où le père, la mère et trois enfants buvaient le lait naturel, seuls deux enfants furent atteints ; ce qui vient à l'appui de la réceptivité individuelle.

Il est inconcevable de trouver pareille consommation de lait cru ; dans la famille d'un médecin, où survint un cas, le lait était absorbé tel quel.

Il ne fut pas possible de retrouver dans toute la ville les autres clients, de ces deux laitiers ; toutefois, parmi les malades de la même époque et de la même série, 8 firent savoir qu'ils prenaient leur lait auprès de paysans, qui arrivaient en ville par la même route que les précédents, traversant le village où avait sévi la fièvre typhoïde ; l'un d'eux s'arrêtait même, de temps à autre, dans une des maisons contaminées. Pour bien suivre l'enchaînement de ces cas, il faudrait observer pendant longtemps les habitudes de ces fermiers, savoir les échanges de lait qu'ils peuvent faire entre eux à un moment donné, ainsi que les sources d'approvisionnement des crémiers et des revendeurs.

l) Les deux petites épidémies de Hambourg[61], en 1900, sont aussi d'un vif intérêt.

[61] Mediz. Statistik d. Hamburg. Staat, 1900. Longue anal. in *Z. f. Fl. u. Milchhygiene,* XII, 1901-1902, p. 28-29.

I. En 1900 furent faites, dans l'Etat de Hambourg, des observations d'après lesquelles la propagation de la fièvre typhoïde par le lait est assez souvent probable.

Déjà en 1899, il fut bien établi que, de Neuenfeld (district de York), où s'étaient produits plusieurs cas de fièvre typhoïde, la maladie s'était transportée à Hambourg, par l'intermédiaire du lait, d'une ferme dans laquelle 2 cas avaient été constatés. C'est d'abord la femme d'un marchand de lait de Hambourg qui fut atteinte, puis en janvier, février et mars, ce furent plusieurs personnes de sa clientèle. En septembre apparurent de nouveau plusieurs cas parmi la clientèle de deux autres marchands de lait de Hambourg qui tiraient pareillement le lait de la même ferme à N...

Les soupçons se portèrent alors sur l'eau d'une citerne placée dans la ferme, avec laquelle les sceaux à lait étaient rincés. Mais il ne fut pas possible d'en assurer le bien fondé.

Deux fois, en juillet et septembre 1900, des cas de typhus assez nombreux dans la clientèle d'un marchand de lait de Hambourg-Eilbeck et de l'intérieur de la ville firent présumer que les germes étaient propagés par le lait ; cependant les recherches entreprises ne conduisirent cette fois encore à aucun résultat certain.

Une plus longue série de cas (14 cas) se présenta en automne 1900 dans le quartier Billwärder. L'épidémie débuta par la maison n° 104.

Là furent atteints successivement le gendre, sa femme, le père, le plus jeune fils, le valet. Seule, la mère qui les soignait tous, fut épargnée. Dans l'étroite et pauvre maison, elle vaquait aux soins du ménage, trayait les vaches et cédait journellement une partie du lait à l'unique laitier de l'endroit.

Le village est bâti le long des deux côtés de la digue, ce qui oblige le laitier à le parcourir d'un bout à l'autre ; il reçoit des habitants autant de lait qu'ils peuvent en donner, quantité qui varie tous les jours, le rassemble dans de grandes cuves et le revend, suivant leurs besoins, aux personnes qui habitent plus loin. *Sur la route du marchand de lait, aussi loin qu'elle s'étend au-delà de la maison 104, n'est apparu aucun cas de typhus ; mais c'est en deçà de cette maison, après qu'on en a recueilli le lait et surtout dans son voisinage, que l'épidémie est la plus intense, et les cas se raréfient d'autant plus que l'on s'en éloigne davantage.*

L'épidémie a cessé avec la disparition de la maladie dans la maison 104 et la désinfection de celle-ci.

I. Dans le district de Moorburg à Hambourg, apparurent, du milieu d'août à la fin de septembre 1900, dans la famille du marinier M... 6 cas de fièvre typhoïde.

La contagion directe avait été fatale dans l'habitation étroite où logeait la famille, dont les membres couchaient à deux dans le même lit.

Les germes de l'infection furent apportés par un des fils qui travaillait et habitait dans un chantier de l'Elbe. A la fin de novembre, à l'autre bout du village tombèrent malade en même temps chez le laitier H..., le laitier et la femme. Quoique ceux-ci eussent été bientôt expédiés dans un hôpital de Hambourg, ils ont cependant contribué à la propagation de l'infection ; c'est ainsi que dans la clientèle d'un revendeur qui débite à Hambourg le lait de H... apparurent plusieurs cas de fièvre typhoïde de janvier à mars 1901.

m) A Magdebourg[62], 28 personnes sont atteintes de fièvre typhoïde. Toutes les familles dans lesquelles est apparue la maladie ont acheté leur lait chez deux marchands qui, de leur côté, l'avaient reçu d'une même ferme.

Des recherches du Conseil d'Hygiène, il est résulté qu'une personne qui avait été frappée de fièvre typhoïde avait été employée dans cette ferme peu avant l'explosion de l'épidémie.

[62] *Z. f. Fl. u. Milchhyg.*, XIX, 1908-1909, p. 375.

n) A Crefeld[63], la fièvre typhoïde est endémique. Mais en juillet et en août 1907, le nombre des cas augmenta considérablement. Sur les 55 qui furent signalés, 43 sont dus à l'usage d'un lait infecté; 18 fois il s'agit de lait de revendeur, 25 fois de lait de ferme.

2° On lave dans le même bac le linge du typhique et les ustensiles de laiterie.

o) Dans la ferme D..., à Aïre, dit Vincent[64], de Genève, ferme d'ailleurs honnêtement et habilement dirigée, les bidons dans lesquels on transportait le lait étaient lavés et rincés avec l'eau d'un bassin alimenté par une source d'excellente qualité. *Mais ce bassin était d'une propreté douteuse, on y lavait les légumes, le linge, les ustensiles. Un ouvrier de campagne, peu après son engagement à cette ferme, est pris de fièvre typhoïde et meurt à l'hôpital. Son linge a été lavé dans le bassin.*

On y lave après le linge de Mme D... et de son fils, qui avaient été pris à leur tour. Le laitier P..., dont la clientèle, au moment de l'épidémie, comptait 200 ménages environ, se fournissait chez Mme D...

En quatre mois, 36 personnes, toutes consommant le lait fourni par P..., prennent la fièvre typhoïde, presque toutes le buvaient cru; d'autres cas d'infection secondaire se sont présentés également.

p) L'épidémie du Havre, en 1913, intéressante à tant de titres et sur laquelle nous aurons plusieurs fois à revenir, a une étiologie semblable à celle de Genève.

[63] Berger, Eine Typhus. — Epidemie in Crefeld *(Z. f. Mediz. Beamte*, 1907, p. 605; An. in *Z. f. Fl. u. Milchhyg.*, XVIII, 1907-1908, p. 259).

[64] Vincent (A.), *Note sur une épidémie de fièvre typhoïde propagée par le lait*, brochure 15 p. in-8°, Genève, 1890.

LE LAIT

Agent de propagation de la Fièvre Typhoïde

On connaît l'histoire exacte de plus de 1.500 épidémies dues à la consommation d'un lait CRU contaminé.

Quelques-unes de ces épidémies :

LIEU	NOMBRE DE PERSONNES MALADES	CAUSE IMMÉDIATE
Islington 1870	167	Lavage des récipients dans une eau polluée par communication avec une fosse d'aisance.
Edimbourg 1890	178	Lavage des récipients dans une eau polluée par des déjections de typhiques.
Stamford 1895	307	Lavage des pots de lait dans une eau contaminée.
Glascow 1898	48	Par contact : une fermière trayait les vaches après avoir donné des soins à des typhiques.
Dublin 1899	66	Contact direct par les mains d'un malade.
Kœnisberg 1901	29	Un porteur de bacilles, en très bonne santé, trayait les vaches.
Strasbourg 1905	51	Contact direct par les mains.
Clermont-Ferrand 1905	30	Lavage des récipients dans une eau contaminée.
Couterne 1908	60	Mouillage du lait avec de l'eau contaminée.
Malmœ (Suède) 1913	134	Contact direct par les mains d'un porteur de bacilles en très bonne santé.
Le Havre 1913	52	Lavage des bouteilles de lait dans un baquet où était lavé le linge d'un typhique.

Tableau relevé par le Professeur Ch. PORCHER, de l'École Vétérinaire, et A. DREYFUSS, élève à l'École du Service de Santé Militaire.

(Section de Laiterie. — Exposition internationale d'Hygiène urbaine. Lyon, 1914.)

Il n'en est peut-être pas de plus probante en ce qu'il s'agit d'incriminer le but. Cette épidémie a été fort bien étudiée dans toutes ses circonstances par M. Ott[65]. Inspecteur départemental d'Hygiène de la Seine-Inférieure, et a fait l'objet d'une intéressante étude de M. Bordas[66].

Nous tenons à reproduire presque *in extenso* le texte de ces auteurs :

« La ville du Havre, dit M. Ott, est alimentée en eau potable de bonne qualité ; les sources sont étroitement surveillées ; les eaux sont analysées deux ou trois fois par semaine par les soins du bureau d'hygiène ; bref, l'état sanitaire de cette ville, qui va en s'améliorant régulièrement depuis quelques années, de par les travaux d'assainissement poursuivis méthodiquement par la municipalité, ne laissait rien à désirer au début de l'année ; le nombre des cas de fièvre typhoïde survenus était des plus minimes : 3 en janvier, 13 en février, 14 en mars. Les enquêtes très complètes, faites dans chaque cas par le Directeur du Bureau d'hygiène, n'avaient rien révélé de particulier ; presque tous ces cas survenus dans la partie flottante de la population paraissaient d'origine exotique.

« Dans cette atmosphère calme éclatent *tout d'un coup* 29 cas de fièvre typhoïde vers la fin d'avril, et 23 du 1er au 16 mai. Et, chose curieuse, tous ces cas se produisaient dans les *quartiers les plus divers de la ville ; rarement les cas étaient isolés dans les familles ;* presque toujours, deux ou trois cas se manifestaient dans la même famille et sou-

(65) Ott, Rapport à la Société d'agriculture de la Seine-Inférieure, 1913.

(66) Bordas, Une épidémie de fièvre typhoïde occasionnée par le lait (*Soc. de Méd. Publ. et de Gén. Sanit., Revue d'Hyg. et de Pol. Sanit.*, 1914, p. 324).

vent simultanément. *Presque toujours les malades appar-*
tenaient à cette partie de la classe riche où on a l'habi-
tude de prendre les plus grandes précautions contre toute
contagion typhique possible ; dans quelques-uns mêmes, on
poussait la peur du microbe jusqu'à la phobie. Dans les
enquêtes faites pour tous ces cas on retrouvait un fait
commun : *l'absorption à l'état cru du lait provenant d'une*
même ferme. Et ce lait était absorbé cru, sans aucune des
précautions habituelles, sans ébullition préalable, notam-
ment parce que cette clientèle riche avait été séduite par la
réclame faite autour de ce lait et les garanties qu'il était
supposé devoir donner, étant donné qu'une surveillance
constante était supposée exercée sur la récolte et la mani-
pulation à la ferme. »

L'enquête menée par le Dr Gibert, qui signala les
premiers cas, révéla des faits fort intéressants par leur
précision, à laquelle peuvent seules atteindre des expériences de laboratoire bien conduites.

Voici ce qu'en dit M. Bordas :

« Le 24 avril, le Dr Gibert signale au Bureau d'Hygiène
du Havre trois cas de fièvre typhoïde survenus dans la
même famille. Après enquête, le Dr Gibert fut amené à
soupçonner le lait C... consommé par les malades.

« Le 28 avril, le même confrère signale le cas d'un enfant
de sept ans, atteint de fièvre typhoïde.

« Cet enfant ne consommait que du lait bouilli et était
très surveillé par ses parents depuis le décès d'un frère
jumeau, mort l'année précédente de la scarlatine. Mais il fut
prouvé que, le 5 avril, l'enfant avait pris une grande tasse
de lait C... cru, et, la veille également, quelques cuillerées
de lait cru.

« Le 28 avril, le Dr Gibert déclare deux nouveaux cas
dans une même famille. Le fils, soldat au 129e régiment

d'infanterie, venait dîner chez ses parents presque tous les soirs ; là, il prenait quelquefois du lait C... cru. La bonne est envoyée à l'hôpital pour fièvre typhoïde, elle aussi buvait du même lait cru. Tous les autres membres de la famille consommaient du lait bouilli et sont restés indemnes.

« L'employé d'un pharmacien buvait également le lait ci-dessus, non bouilli, il est pris de fièvre typhoïde. La fille du pharmacien est atteinte quelques jours après ; même cause de contamination.

« Une garde-malade soignait une personne âgée non typhique, elle buvait du lait cru C..., elle tombe malade de la fièvre typhoïde. Une bonne est soignée à l'hôpital, on finit par apprendre qu'elle seule buvait le lait C... cru, ses maîtres consommant ce lait cuit sous forme de chocolat. Une cuisinière maladive est depuis longtemps dans une famille ; le lait C... est bouilli tous les matins, lorsqu'il arrive, sauf la partie qu'elle prélève pour elle ; pas d'autres malades dans la maison. Deux autres bonnes sont atteintes de fièvre typhoïde, l'enquête démontre que l'on consommait deux espèces de lait dans la maison, l'un plus cher, le lait C... destiné normalement aux maîtres, mais il se produisait souvent des... erreurs, et, dans ce cas, le lait C... était rapidement avalé au moment de la livraison.

« Nous ne relaterons pas avec tous leurs détails les cas observés chez des personnes consommant le lait, soit cru, soit après l'avoir laissé monter seulement.

« Pourtant, nous devons mentionner l'observation suivante : un employé de la ferme d'où provenait le lait C..., buvant trop de lait cru, reçoit ses huit jours pour ce fait. La veille du jour de son départ, il est pris de fièvre typhoïde et entre à l'hôpital du Havre.

« L'enquête a démontré que le lait contaminé, et qui a occasionné l'épidémie de fièvre typhoïde, provenait exclusivement de la ferme de M... Ce lait était vendu en carafes par les pharmaciens du Havre au prix de o fr. 4o le litre. L'exploitation agricole de C... à M... se compose de deux fermes nourrissant environ 80 vaches laitières, des bêtes de choix bien soignées et nourries d'une façon rationnelle.

« Le lait récolté dans ces deux fermes représente une moyenne journalière de 650 litres ; il est transporté tous les jours dans la ferme où habitent M. C... et sa famille, et où on le met en bouteilles (850 bouteilles environ). La livraison se fait ensuite au Havre en deux tournées, matin et soir. Le Service d'Hygiène du Havre s'étant rendu à la ferme de M... a constaté que le propriétaire, en convalescence d'une fièvre typhoïde, se trouvait encore alité. La maladie avait été peu grave, la température n'ayant guère dépassé, 38 degrés ; C... avait encore des troubles du côté des reins, avec un peu d'albumine dans les urines, et, pour cette raison surtout, son médecin lui avait conseillé de garder le lit.

« La fièvre typhoïde de C... a commencé le 8 mars ; le 14, on a envoyé du sang au Laboratoire pour établir un séro-diagnostic. Première épreuve négative. Un nouvel examen, pratiqué le 29 avril sur du sang, fournit un résultat positif.

« L'enquête n'a pas permis d'établir l'origine de ce cas de fièvre typhoïde ; il n'y en avait jamais eu précédemment parmi le personnel de cette exploitation rurale. Comment le lait a-t-il pu être contaminé ? »

Voici ce que le Dr Loir et notre collègue, le Dr Ott, ont constaté lors de leur inspection dans la laiterie de M... Les 650 litres de lait récoltés chaque jour étaient transportés, comme nous l'avons dit, dans une pièce spéciale très proprement tenue, se trouvant dans la ferme habitée par le propriétaire.

Il a établi qu'il n'existait dans la ferme ni fosse d'aisances, ni cabinets d'aisances. La maison d'habitation où séjournait le malade était seule pourvue d'une tinette, dont le contenu n'avait cessé d'être vidé comme d'habitude sur

le fumier voisin des étables ; *que l'on avait malheureusement l'habitude de laver le linge des propriétaires dans
cette salle destinée aux manipulations du lait et qui servait
donc en même temps de buanderie.*

*Les baquets étaient employés alternativement à la lessive
des linges du malade et au nettoyage des flacons destinés
pour le lait. Mieux encore, ainsi que l'a fait remarquer le
Dr du Pasquier, la toile sur laquelle on filtrait le lait chaque
matin fut plusieurs fois lavée avec la même brosse et dans
la même eau que la lessive de la maison !*

Après entente avec le Dr H..., le Bureau d'Hygiène du
Havre s'est empressé d'appliquer à la ferme de M... toutes
les mesures prophylactiques voulues.

On a procédé au nettoyage de toutes les bouteilles
devant contenir le lait ; ces bouteilles ont été nettoyées à
l'eau bouillante et rincées à l'eau formolisée. M. le Préfet
de la Seine-Inférieure a pris un arrêté qui a été signifié par
le maire de M..., le 29 avril au matin, à C... Celui-ci
devait, disait cet arrêté, faire pasteuriser, avant leur départ,
les 850 bouteilles de lait sortant journellement de la ferme
(soit environ 620 litres).

Mais au moment d'exécuter l'arrêté de M. le Préfet, on
s'est rendu compte qu'avec les moyens de fortune dont on
dispose dans une ferme, il n'était pas possible de pasteuriser chaque jour ces 850 bouteilles. Ne voulant pas laisser
consommer un lait pouvant être dangereux, on a décidé
l'addition au lait de III gouttes de formol par litre. Il a fallu
prévenir le Service des Fraudes et M. le Maire du Havre
que les Services d'Hygiène avaient dû ajouter du formol
dans le lait pendant plusieurs jours, de façon à éviter les
poursuites correctionnelles « si cette fraude était découverte ».

Le lait peut être infecté à la ferme, c'est-à-dire à son
point de départ, bien qu'il n'y existe pas de malade ou
de « porteur de germes ».

q) L'histoire de l'épidémie de Montlignon (Seine-et-Oise), en 1894, relatée par Chantemesse[67] est, à cet égard, pleine d'intérêt. Sa lecture nous dispensera du moindre commentaire.

On en attribue d'abord la genèse à l'eau des sources superficielles ou pleurs, facilement contaminable. Cependant, parmi les malades frappés simultanément, les uns buvaient la même eau, les autres une eau différente.

La seule relation commune à tous ces malades était l'usage du lait d'un même laitier : ce laitier demeure vers la partie moyenne du village, immédiatement au-dessus d'un ruisseau sale, le Ru, dans lequel il a l'habitude de laver les seaux qui servent à la traite des vaches.

Cette habitude était ancienne, elle lui avait été léguée par son prédécesseur, et personne jusqu'à ce jour n'en avait accusé ou ressenti les inconvénients.

Tous les typhyques, au début de l'épidémie, étaient les clients du laitier ; en ce moment encore, deux seulement échappent à cette règle. Parmi les atteints s'est trouvé un autre laitier de la ville ; l'enquête du Dr Hourlier a appris que, celui-ci se trouvant à court de marchandise, il avait emprunté du lait à son confrère, le laitier soupçonné et qu'il avait bu de ce lait. Au centre du village, un assemblage de plusieurs maisons pauvres porte le nom de Cour des Miracles. Dans cette cour, toutes les maisons ont été visitées par la fièvre typhoïde, sauf une seule. Les habitants de celle-ci, brouillés avec le laitier, étaient les seuls qui ne lui prenaient pas du lait et qui se servaient dans une autre laiterie.

Ces constatations permettaient de soupçonner la qualité du lait distribué par le laitier, mais elles ne pouvaient faire

(67) Chantemesse (A.), Rapport sur l'épidémie de fièvre typhoïde à Montlignon (Seine-et-Oise) en 1894 *(Com. Consult. d'Hyg. Publ. de France*, t. XXIV, 1894, p. 139).

connaître la cause pour laquelle ce breuvage, inoffensif pendant des années, était tout à coup devenu infectieux.

Le laitier affirmait de bonne foi qu'il avait agi, en cette circonstance, comme son prédécesseur et lui avaient l'habitude de le faire depuis des années.

« L'enquête a établi que, trois semaines avant l'apparition de la fièvre typhoïde chez les clients du laitier, un petit garçon logé dans une maison placée sur le Ru, à 100 mètres en amont de la maison du laitier, avait été atteint de fièvre typhoïde et que les linges souillés par le malade avaient été lavés dans le Ru. »

Ce n'est pas toujours le malade qui transporte lui-même le *B. typhosus* qu'il mélange dans le lait, *ce peut être la personne préposée à ses soins.* C'est ce qui semble s'être passé au Kremlin-Bicêtre dans l'épidémie rapportée par Dubief [68].

L'épidémie du Kremlin-Bicêtre, étudiée avec soin par H. Dubief, à la même allure que celle du Havre.

En voici le résumé analytique :

Brusquement, en septembre 1908, des cas assez nombreux de fièvre typhoïde se montrent presque simultanément sur plusieurs points de la commune du Kremlin-Bicêtre.

Rien ne pouvait laisser prévoir une éclosion aussi soudaine de fièvre typhoïde ; cette maladie, depuis plusieurs années, avait, au contraire, une tendance à devenir de plus en plus rare.

L'enquête faite établit que :

1º L'épidémie ne paraît pas d'origine hydrique ;

2º L'épidémie a une origine locale.

[68] Dubief (H.), Sur une épidémie de fièvre typhoïde ayant le lait pour origine (*Ann. d'Hyg. Publ. et de Méd. légale* (4), t. XI, 1909 (I), p. 193).

Sur les 22 cas observés, 9 appartiennent à des enfants, 13 à des adultes. L'épidémie fut meurtrière, il y eut, en effet, 6 décès.

Le nombre important d'enfants atteints fit penser au Dr Dubief que l'épidémie pouvait avoir le lait pour origine.

Le premier cas de fièvre typhoïde s'est produit chez la tenancière d'une vacherie, Mme D..., et tous les malades qui ont été déclarés ultérieurement étaient les clients de cette vacherie.

Mme D... tombe malade au commencement du mois d'août et reste pendant douze jours une cause certaine de contamination. Les autres cas commencent à se produire entre le 10 et le 15 du même mois, et la majeure partie, moins de trois semaines après son transport à l'hôpital.

Il y a donc, au point de vue chronologique, une parfaite concordance entre ces cas.

La contamination du lait a certainement été directe.

Le ménage D... est fort modeste; il n'y a pas de domestique et *le mari fut obligé de donner à sa femme les soins les plus intimes et de vaquer ensuite aux diverses occupations de sa profession : traire les vaches, manipuler le lait et les vases qui servent aux livraisons.*

On voit de suite les désastreuses conséquences qui pouvaient résulter et qui sont, en effet, résultées d'un pareil concours de circonstances. Le tenancier de la vacherie, *le mari de la malade est un homme complétement illettré et c'est avec une parfaite inconscience qu'il a pu semer le germe typhique dans son lait et le distribuer à sa clientèle.*

Dans les épidémies de Genève et du Havre, que nous avons étudiées un peu plus haut, l'origine hydrique n'est pas en cause. Il y a eu ensemencement direct du lait par les déjections typhiques à la faveur d'un lavage des linges souillés qui n'a pu que délayer les matières contagifères et faciliter leur déversement dans le lait.

Dans d'autres circonstances, l'ensemencement du lait, tout aussi direct, se passera de l'opération dont nous venons de voir le danger ; c'est la malpropreté du personnel préposé aux soins des vaches et aux opérations de la laiterie qu'il faut invoquer. *C'est avec des mains sales dont les doigts sont souillés de matières fécales que la traite sera effectuée, que les bidons et les bouteilles seront lavés et remplis.* Des parcelles de matières contagifères seront, pour ainsi dire, fatalement jetées dans le lait.

Le danger est particulièrement grand quand, comme c'est souvent le cas, le malade n'est pas assez abattu pour cesser son travail.

Donc, sans en avoir la preuve certaine, il est raisonnable de penser que l'opération de la traite effectuée par un malade, un convalescent ou un « porteur de germes » malpropre est une circonstance éminemment favorable à la souillure du lait par le *B. typhosus* convoyé par ces individus. C'est du moins très vraisemblable pour l'épidémie d'Elkton.

L'épidémie d'Elkton, étudiée par Fulton[69], malgré quelques obscurités relevées par Vallin, mérite en effet d'être citée.

Dans une ferme A... située à quelques kilomètres de Elkton, 3 cas de fièvre typhoïde ont lieu en octobre chez la mère et ses deux fils, *qui trayaient les vaches et soignaient le lait ;* la mère avait elle-même contracté la fièvre en soignant sa voisine, qui mourut le 5 octobre de cette maladie. Jusque-là

---

(69) Fulton (J.-S.), The Elkton milk-epidemic of typhoïd fever (*J. of Hygiene*, octobre 1901, p. 422 ; longue analyse in *Rev. d'Hyg. et de Pol. Sanit.*, 1901, p. 1028).

il n'y avait eu qu'un seul cas de fièvre typhoïde à Elkton, dans chacun des mois précédents. Mais à partir du 11 octobre, des cas de fièvre apparurent dans cette ville ; le 28 octobre on en comptait déjà 39, et 64 le 1ᵉʳ janvier. Les maisons atteintes étaient ainsi réparties : maisons infectées, 39 ; se servant de l'eau de la ville, 21 ; de puits privés, 18 ; faisant usage du lait de la ferme, les *39 maisons*, comptant 180 personnes. Total des cas : 64, c'est-à-dire que 33 pour 100 des habitants de ces 39 maisons prirent la fièvre typhoïde.

La plus grande partie du lait fournie à cette ville de 2.500 habitants, provenait de la ferme A...

Un fait caractéristique est à signaler ici. La prison de la ville retenait une vingtaine de prisonniers, ayant un ordinaire sévère d'où le lait était exclu, et qui n'avaient pas la possibilité d'en acheter. Le geôlier, sa femme et leurs deux fils boivent du lait et de la crème de la ferme A... ; la mère et les deux enfants prennent la fièvre typhoïde dans la première semaine de novembre. On avait placé dans la prison, à défaut d'hospice, deux nègres, l'un épileptique, l'autre aliéné. Ces deux nègres avaient chaque jour accès aux provisions de la famille, aidaient au service domestique et sortaient de la prison, quoique ait dit le geôlier ; or, comme la femme du geôlier et ses deux fils, les deux nègres contractèrent la fièvre typhoïde ; aucun des vingt prisonniers ne fut atteint. Le fermier A... avait été successivement abandonné par ses clients, mais c'est le 28 octobre seulement qu'il cessa de vendre du lait.

B. Le Lait est infecté chez le revendeur. — Les causes de pollution du lait que nous avons signalées à la ferme peuvent se retrouver chez le revendeur qui collecte le lait de plusieurs producteurs. Le lavage des bidons ou le mouillage du lait, avec une eau polluée, la malpropreté du personnel préposé au travail du lait, voilà les causes les plus fréquentes.

Leurs conséquences sont graves, parce que la pollution du lait va porter cette fois sur une plus grande quantité de liquide que lorsqu'il s'agit d'un producteur isolé.

Mais un autre mécanisme de la souillure de tout le lait du revendeur peut être invoqué ; c'est le mélange du lait contaminé en provenance d'une ferme où existe un malade, avec les autres laits qui sont livrés par des fournisseurs dans les fermes desquelles aucune cause de souillure typhique n'existe.

Quoi qu'il en soit de la circonstance qui va présider à étendre la contagiosité typhique à tout le lait sortant de chez le revendeur, le danger est le même dans l'un et l'autre cas. On devine combien il peut être plus grand encore quand aux petits revendeurs ne traitant qu'un petit nombre de litres de lait, nous venons à substituer les grandes laiteries qui traitent journellement un nombre important de litres de lait. C'est ce que nous verrons plus loin.

Nous nous en tiendrons pour l'instant à faire le récit de quelques épidémies dues à la consommation d'un lait provenant d'un petit revendeur. Celle de Sommerville a été bien étudiée par Sedgwick [70].

Vers la fin d'août 1892, l'attention du Conseil de Santé de Sommerville fut attirée par une explosion soudaine de

(70) Sedgwick (W.-T.), An investigation of an epidemic of typhoïd fever in Somerville, Massachussets, due to infected milk *(Boston Med. a. S. J.*, CXXIX, 1893, 489-491). — Investigations of two epidemics of typhoïd fever due to infected milk *(24th annual Rep. of the State Board of Health of Massachussets, Boston,* 1892 ; in *Rev· d'Hyg. et de Pol. Sanit.,* 1894, p. 710.

cas assez nombreux de fièvre typhoïde survenus dans cette ville.

Toutes les maisons étaient servies par le même laitier.

Cette petite épidémie avait duré 3 semaines, du 20 août au 30 septembre, et avait atteint 35 personnes; 5 cas ayant une autre étiologie doivent être soustraits de ce chiffre; il en reste donc 30 attribuables à l'infection par le lait.

L'eau, le drainage, la vidange étaient mis hors de cause; une seule connexion reliait entre elles les familles infectées, c'était le lait consommé; une seule différence entre les famille infectées et les familles saines, encore le lait. Il fallait d'abord trouver la cause de la contamination du lait.

Ce lait venait des fermes de Litleton, qui furent visitées en détail et dans aucune d'elles on ne trouva de cas de fièvre typhoïde soit ancien, soit récent. Mais avant d'entrer à Sommerville, où il était distribué, ce lait était transvasé et *mêlé* dans une espèce de hangar dit « la Maison laitière ». De là, le lait versé dans des récipents plus petits, était placé dans deux wagons ayant chacun leur route spéciale et leurs consommateurs. Les cas de fièvre typhoïde existaient sur les deux routes, ce qui prouvait que l'infection s'était produite soit dans le mélangeur, soit encore en lavant les récipients, soit encore dans les deux circonstances.

L'homme chargé de ces manipulations avait deux fils, dont l'un était mourant de fièvre typhoïde quand j'arrivai sur les lieux. Ce fils, me soutint le père, ne manipulait jamais le lait et ne faisait que laver les vases, l'autre frère, non atteint, travaillait le lait.

La fièvre typhoïde dont devait mourir ce jeune homme n'avait pas été reconnue dès le début et il avait fallu l'intervention d'un deuxième médecin pour porter le diagnostic à une époque de la maladie où une hémorragie intestinale s'était déjà produite; d'autres succédèrent qui emportèrent rapidement le patient. *Malade, ce jeune homme continua assez longtemps à travailler,* et, malgré les dénégations du père, je pense qu'il fut le contaminateur du lait, car jamais je ne croirai que lorsque deux individus travaillent tous les jours dans une même chambre, l'un toujours et sans exception lave les récipients, tandis que l'autre transvase le lait.

D'ailleurs, dans ce simple travail de laver les verres, il y a de multiples causes de contamination, car on sait qu'à la période primitive il existe de la diarrhée, et en outre, chacun sait que *le lavage des mains n'est pas chose fréquente parmi ces travailleurs*. Mais il restait une sérieuse objection contre la théorie du lait, car beaucoup de gens servis par le même laitier, n'avaient pas de fièvre typhoïde; toutes ces familles indemnes étaient placées sur un certain point de la route parcourue par le laitier. J'eus bientôt l'explication de cette anomalie; ce district en effet où l'on ne trouvait pas de fièvre typhoïde, était approvisionné de lait avant l'arrivée à la « maison laitière ».

Un des faits les plus importants à signaler dans cette épidémie, c'est que *dès le début, et peut-être même dès les prodromes de la fièvre typhoïde, un malade peut infecter les personnes ou les objets qu'il manipule*. Ce fait avait d'ailleurs été constaté lors de l'épidémie de Lowell et Lawrence en 1890-1891, de même à Chicope en 1892 et également lors de la célèbre épidémie de « Red Still and Caterham » en 1879.

L'épidémie de Fayville, également étudiée par Sedgwick[71] permet d'*incriminer principalement le lait écrémé, que le revendeur livrait à bas prix*.

Sedgwick fut informé, le 7 septembre 1894, de l'existence d'un certain nombre de cas de fièvre typhoïde à

---

[71] Sedgwick (W.-T.), On an epidemie of typhoïd fever in Marlborough apparently due to infected skimmed milk *(26e Am. Rep. of the State Board of Health of Massachussets, Boston, 1895, p. 765).*

Fayville, petit village voisin de Marlborough ; 3o cas étaient déjà signalés, tant dans cette localité qu'à la ville ; le nombre total s'élevait à 5o à la fin de l'épidémie.

L'enquête, faite avec soin par Sedgwick, lui donna la conviction que l'origine de l'épidémie était une crèmerie ambulante dont le *débitant, atteint lui-même de fièvre typhoïde, avait infecté la marchandise et transmis la maladie à ses clients.*

Le propriétaire de la crèmerie achetait du lait dans 28 fermes, sans compter les colporteurs qui lui en apportaient accidentellement.

Il vendait aux détaillants de Marlborough des produits variés : la crème, obtenue soit par la montée naturelle, soit par des écrémeuses ; du beurre, et enfin du lait écrémé à des degrés différents. Les premiers produits étaient vendus dans les maisons aisées de la ville ; le lait écrémé, qui semble n'avoir été que du petit lait, blanchi avec du lait ordinaire, était colporté et vendu, à très bas prix, sur une voiture, aux passants, par le propre fils du propriétaire. *C'est ce petit lait seul qui paraît devoir être incriminé.* Sur 5o personnes atteintes, 45 en avaient acheté et consommé ; une avait consommé du beurre, une de la crème provenant de la même crèmerie. *Le conducteur de la voiture, jeune homme de dix-neuf ans, était lui-même atteint de fièvre typhoïde,* et, bien qu'il ne se fût alité que le 28 août, alors que l'épidémie battait son plein, Sedgwick croit que c'est à lui qu'il faut faire remonter l'origine de l'infection. Ce jeune homme s'alita le 28 août, mais il déclara lui-même au médecin appelé ce jour-là, qu'il se sentait bien malade et avait une fièvre considérable depuis onze jours, qu'il avait failli perdre connaissance à l'église le 22, et que, ce jour-là, un médecin qu'il consulta lui trouva 39°4 de température.

Quand Sedgwick le vit, le 14 septembre, il était habillé, levé et en convalescence ; on juge que le 28 août il était déjà dans le troisième septénaire de sa fièvre typhoïde.

Une planche jointe au mémoire montre que presque tous les cas se sont développés dans la partie de la ville desservie par la crèmerie et sur le trajet habituel de la voiture qui vendait le lait écrémé. La ville reçoit, d'ailleurs, de l'eau de source qu'on dit excellente ; il n'y eut aucun cas dans la partie ouest de la ville, où se trouve précisément le réservoir de distribution.

Sedgwick, en rapportant l'épidémie de Fayville, rappelle celle que Welply avait étudiée et dans laquelle cet auteur signalait également le *danger du lait écrémé*. Sur 61 cas de fièvre typhoïde observés par Welply[72], 52 avaient contracté directement la maladie à la crèmerie et la plupart en buvant le lait écrémé.

L'épidémie de Stamford, *si remarquable par la forte proportion d'enfants qu'elle a frappé*, est le fait également d'un *petit revendeur*. Elle a été fort bien analysée par Smith[73].

Stamford, dans le Connecticut, ville de 15.000 habitants, avait été pendant quelques mois pour ainsi dire indemne de fièvre typhoïde. Durant les neuf jours qui ont suivi le 14 avril 1895, 160 cas étaient signalés, en outre 24 cas étaient notés comme suspects. *147 des 160 personnes atteintes et toutes les personnes suspectes avaient consommé du lait fourni par le revendeur B...* Entre le 15 avril et le 28 mai, on signala 386 cas dans 160 maisons. *La laiterie fut fermée le 21 avril et le 6 mai, juste quinze jours après l'arrêt de la vente du lait, qui en sortait, l'épidémie était pratiquement arrêtée.*

(72) Welply (J.-J.), Creameries and infectious diseases (*Lancet*, I, London, 1894, 992-996).

(73) Smith (H.-E.), *Connecticut State Board of Health Report*, 1895, p. 161-179, et Typhoïd fever in milk, Stamford, *Connect.*, 1895, 19 pages, in-8° (1 carte).

Des 386 cas, 352 (91,2 pour 100) s'étaient déclarés dans des maisons prenant du lait chez le revendeur B..., 12 avaient bu du lait dans un café dont B... était le fournisseur, 2 dans une boulangerie ayant du lait de même provenance ; dans 2 autres cas, le mode de contamination n'est pas connu. En tout, cela fait 368 cas décrits ou 95,3 pour 100. 8 malades étaient fournis directement par un producteur E.-B. L..., qui était le fournisseur de B... Ces 376 cas (368 + 8), soit 97,1 pour 100 relevaient donc de la consommation du même lait.

Sur les 10 cas restants, 4 recevaient leur lait d'un même vendeur autre que B..., 5 de vendeurs différents, 1 seul n'avait pas consommé de lait. On estime que 3.000 quarts de lait * étaient colportés journellement à Stamford et B... en vendait environ 275. Il fournissait par conséquent, environ un onzième du lait dont la consommation occasionna 95,3 pour 100 des cas de fièvre typhoïde. B... n'était qu'un revendeur, car il ne produisait rien lui-même. 3 producteurs l'approvisionnaient régulièrement, E.-B. L..., C. H... et J.-B. H... ; après le 12 avril, s'ajouta J.-H. B... En outre du lait qu'il fournissait à B..., C. H... en vendait également en ville et, parmi ses clients, un seul cas de fièvre se produisit. J.-B. H..., fournissait 4 bidons de lait par jour, 1 bidon qu'il vendait à B..., et 3 autres au laitier H. H... sur la route duquel 5 cas de typhoïde se sont présentés :

E.-B. L... fournissait à B... de 140 à 150 quarts de lait par jour, la moitié à peu près de la vente de B... Tout ce que produisait E.-B. L... était vendu à B..., sauf quelques litres qu'il distribuait à 5 familles. Fait significatif : dans ces 5 maisons, il y eut 8 cas de fièvre typhoïde.

La laiterie de B... était située dans une partie de la ville basse et peu drainée. L'eau employée pour laver les bidons venait d'un puits non cimenté, avec un rebord en planches mal jointes ayant 15 centimètres au-dessus du niveau

(*) Le quart anglais vaut 1,1 litre environ

du sol. Le puits avait 4 m. 60 de profondeur et l'eau se tenait à o m. 55 du sommet. Aux environs se trouvaient un bas-fonds, des lieux d'aisances à 8 m. 25 à l'ouest du puits sur un terrain plus haut et d'autres à 13 m. 20 à l'est. *L'eau venait, par conséquent, d'un puits peu profond, non cimenté, d'un sol peu drainé et enfin deux fosses d'aisances étaient à proximité de ce puits.* L'examen chimique et bactériologique de l'eau montra une grande pollution.

La dernière opération du lavage des bidons de lait par B... consistait à les rincer avec l'eau du puits et à les renverser pour les faire égoutter et sécher. Le matin suivant, ces bidons étaient pris par les fermes productrices. B... *lavait* tous les bidons qui lui arrivaient et les retournaient propres aux producteurs.

Le fermier C. H... ébouillantait les bidons reçus avant de les remplir, *E.-B. L... remplissait les bidons tels qu'il les avait reçus de B...;* il y mettait tout son lait, même celui qu'il délivrait à ses 5 clients personnels. J.-B. H... remplissait, sans aucun lavage, les bidons qu'il recevait de B... Il avait cependant en usage 8 bidons, l'un d'eux revenait journellement de B... et 3 de chez à H. H... Aucune précaution était prise pour isoler les bidons des 2 marchands. J.-H. B... ne commença à livrer du lait à B... que lorsque l'epidémie était commencée ; H. H... qui vendait une partie du lait de J.-H. B... n'eut qu'un cas dans sa tournée.

Aucun cas de fièvre typhoïde fut trouvé à la laiterie ou aux fermes productrices, mais l'hypothèse que l'eau du puits de laitier B... était infectée expliquerait l'épidémie ; les faits prouvent que la maladie suivit le lait de cette laiterie B..., ainsi que le lait distribué aux 5 maisons que E.-B. L... fournissait personnellement.

B... approvisionnait environ 225 maisons où il y eut 352 cas de fièvre typhoïde : un café où il se produisit 12 cas parmi les habitués, une boulangerie dans laquelle 2 cas se présentèrent et 2 autres fiévreux qui avaient reçu leur lait d'autres façons.

(Section de Laiterie. — Exposition internationale d'Hygiène
urbaine, Lyon 1914).

Nous ne voulons pas terminer cette étude de quelques épidémies sans citer deux faits qui montrent à quel point le lait est manipulé d'une façon vraiment regrettable.

Le premier est emprunté à Hart. L'histoire de l'épidémie qu'il étudie sous le numéro 41 nous révèle que *le laitier était tout à la fois laitier et vidangeur*.

Le second qui est illustré, sans aucune prétention artistique, par le dessin ci-contre, est tiré d'un travail de Laurençon et Emeric[74], dans lequel est relatée l'histoire d'une épidémie de fièvre typhoïde très probablement d'origine lactée, qui a éclaté à Saint-Chamond.

Nous signalerons encore une épidémie de la banlieue de Lyon étudiée par Roux et Nicolas[73a].

Nous pourrions en ajouter d'autres, mais elles n'apporteraient rien de précisément nouveau.

Nous tenons cependant à rassembler ici quelques références bibliographiques, en y joignant parfois quelques notes très sommaires *.

(74) Laurençon et Emeric, Relation d'une épidémie de fièvre typhoïde ayant présenté quelques particularités *(Revue pratique d'Hyg. municipale*, janvier 1913).

(73a) Roux et Nicolas (J.), *Lyon Médical*, 1899, XCII, p. 269.

(*) On trouvera dans Hart, Busey et Kober, Trask, Monti, etc., les renseignements bibliographiques à peu près complets jusqu'à la date d'apparition de leurs travaux. Consulter aussi la *Bibliographia Lactaria* de H. de Rothschild, Paris, O. Doin, 1901, et les deux suppléments pour les années 1900 et 1901.

(75) Savage (W.-G.), *Milk and the Public Health*, Londres, 1912. Excellent ouvrage.

(76) Williams (W.), *Public Health.*, 1902, t. XIV, p. 650. Epidémie de Clydach : un malade à la ferme.

(77) Harrington, *Public Health.*, 1908, t. XXII, p. 19. Epidémie de

Jamaica-Plain (Mass.). Quatre cent dix cas en six semaines. Lait de fermes infectées. Fièvre typhoïde non reconnue au début.

(78) Davies, *Trans. of the Epidemiological Society of London*, 1897-1898, t. XVII, p. 78., et *Lancet*, 1897, II, p. 1440. Ep. de Clifton (Etude détaillée dans W. Savage).

(79) Beveridge (R.), Account on an anomalous disease allied to enteric fever which occurred at Aberdeen towards the end of march and the beginning of april 1881, supposed to have been propagated through the medium of infected milk *(San. Journ.*, V, Glasgow, 1881-1881, p. 73-79, 104-212).

(80) Pirrie (J.-M.-G.), The milk fever epidemic to Aberdeen *(Lancet*, I, London, 1881, p. 657).

(81) Buck (W.-E.), On an outbreak of typhoïd fever, due to the contamination of the milk supply *(Midland Med. Misc.*, II, Leicester, 1883, p. 73 (Epidémie à Leicester).

(82) Roth (E.), Ueber Verbreitung des Typhus durch Milch *(Deutsch. Viertjahrschr. f. off. Gesundhtspflg.*, XXII, Braunschweig, 1890, p. 238-245; an. in *Cent. f. Bakt*, VIII, 1890, p. 84).

(83) Reich, Eine Unterleibstyphusepidemie infolge des Genusses ungekochter Molkereimilch *(Berl. Klin. Woch.*, XXXI, 1894, 702; An. in *Cent. f. Bakt.*, XVI, 1894, p. 704).

(84) Pfühl (E.), Beitrag zur Lehre von der Uebertragung des Typhus durch milch (Berlin, 1896, in-8°; An. in *Cent. f. Bakt.*, I. Abth., XIX, 1896, p. 225).

(85) Fleury, *X° Congr. Intern. d'Hyg. et de Démogr.*, Paris, août 1900 (Epidémie à Saint-Etienne).

(86) Cameron (Ch.-A.), An outbreak of enteric fever due to infected milk *(Dublin J. of med. Sc.*, CII, 1896, p. 97-99, et *Brit. med. J.*, II, 1896, p. 441; *Dublin J. of med. Sc.*, 1899, CVIII, p. 330; *Dublin J. of med. Sc.*, 1909, CXXVII, p. 259-284).

(87) Urosack (G.), *Ueber zwei durch Milch verursachte Typhus epidemien*, Inaug. Dissert., Rostock, 1902.

(88) Paterne (D.), De la contagion de la fièvre typhoïde par le lait *(Anjou Médical*, 1902, IX, p. 54-58).

(89) Hamill (S.), **Milk as a carrier of infection** *(Proc. Philad. Co. M. Soc.*, 1903, XXIV, p. 124-137).

(90) Cooper (J.-J.), **Milk as a conveyer of disease** *(J. Comp. Med. et Vet. Arch.*, Philadelphie, 1902, XXIII, p. 762-764).

(91) Ströszner (OE.), Einiges über die Verbreitung des Typhus abdominalis durch die Milch nebst eirigen bakteriologischen Bomerkungen *(Ungar. med. Presse*, Budapest. 1904, IX, p. 517-533).

(92) Barras (W.-G.), Outbreak of enteric fever the result of infected ice-cream *(Lancet*, 1904, II, p. 1821).

(93) Billings (J.-S.) jun., The relation of milk to typhoid fever in New-York city (*Amer. Publ. Health. Assoc.*, Rep., 1906, XXXI, p. 304-311).

(94) Hasskell (C.-V.), A typhoid fever epidemic from infected milk (*J. Amer. med. Assoc.*, Chicago, 1908, L, p. 846).

(95) Benedict (A.-L.), Milk in typhoid fever (*J. Amer. med. Assoc.*, Chicago, 1906, XLVI, p. 1843).

(96) Braun (A.), *Etiologie de la fièvre typhoïde*.

(97) Lesieur (Ch.), Etiologie de la fièvre typhoïde (*Rapports au Congrès de l'Ass. fr. pour l'Avanc. des Sc.*, session de Clermont-Ferrand, 1908).

(98) Brash (E.-A.), A milk-borne outbreak of typhoid fever (*Publ. Health, London*, 1909-1910, XXIII, p. 338).

(99) Crookshand (F.-G.), A milk outbreak of typhoid fever (*Publ. Health., London*, 1909-1910, XXIII, p. 332).

(100) Heg (E.-E.), Typhoid epidemic due to infection of milk (*Northwest med. Seattle*, 1911, n. s., III, p. 231).

(101) Thomson (H.-H.), A milk-born typhoid epidemic (*J. Amer. med. Assoc.*, Chicago, 1912, LVIII, p. 932).

(101a) Godar, thèse de Lyon, 1908-1909.

CHAPITRE V

LE ROLE DES LAITERIES

Depuis vingt à vingt-cinq ans, le commerce du lait présente des tendances très marquées à se modifier. Au producteur isolé, écoulant lui-même le lait de son troupeau, petit ou grand, se substitue peu à peu la « laiterie », à type capitaliste ou à type coopératif, véritable entrepôt qui reçoit le lait de nombreux fermiers, en vue de le travailler en commun, pour le distribuer ultérieurement aux consommateurs de la ville voisine ou le transformer en beurre; dans ce dernier cas, le lait écrémé retourne chez le producteur où il est employé à divers usages.

Il est clair que ces échanges peuvent être très favorables à la propagation de la fièvre typhoïde.

Que le lait d'une ferme où il y a un malade ou un « porteur de germes » soit contaminé, il contaminera à son tour les laits des autres provenances auxquels il sera mélangé à la laiterie, et celle-ci deviendra ainsi le point de départ d'une épidémie susceptible d'avoir une grande extension. la culture du *B. typhosus*, limitée d'abord au lait d'un seul fournisseur, s'étant étendue à tout le lait de mélange.

On peut très bien concevoir aussi que ce soit à la laiterie même qu'ait lieu la contamination; les conséquences sont les mêmes que dans le cas précédent.

Schlegtendal[102] a fait l'histoire de 27 épidémies, grosses et petites, dont il apparaît qu'on soit en droit d'imputer l'origine avec certitude au lait de laiteries.

Le schéma de toutes ces épidémies est le suivant :

Initialement, on constate dans une ferme un ou deux cas de fièvre typhoïde. Puis la maladie apparaît dans la clientèle de cette ferme ou dans celle de de la laiterie à laquelle la ferme cède son lait.

Le lait a donc servi d'intermédiaire entre les premiers malades et les seconds, soit que ceux-là ou les personnes qui les soignaient aient manipulé le lait, soit que leurs déjections aient souillé l'eau qui a servi au lavage des ustensiles et des récipients de laiterie.

Le retour du lait écrémé, en provenance d'une laiterie contaminée, chez le producteur, est également bien fait pour faciliter la diffusion de la fièvre typhoïde.

Schlegtendal en donne un exemple typique qu'il a observé dans le district d'Aix-la-Chapelle.

L'épidémie due au lait écrémé ne fut constatée que dans les villages où habitaient des sociétaires de la laiterie; et parmi les habitants de ces villages ne furent frappés que les sociétaires.

Nous constatons là, en ce qui regarde la fièvre

---

(102) Schlegtendal, Die Bedeutung der Molkereien für die Verbreitung des Unterleibstyphus *(Deutsche Vierteljahrs. f. öff. Gesundheitspfl.,* XXXII, 1900, p. 287; An. in *Rev. d'Hyg. et de Pol. sanit.,* 1901, p. 467).

typhoïde et l'homme, quelque chose de très analogue
à ce qu'il fut donné d'observer au Danemark pour la
tuberculose et le porc. La tuberculose porcine, à localisation surtout intestinale, faisait de très grands
ravages en Danemark ; l'enquête menée dans ce pays
démontra qu'il fallait imputer le développement inquiétant de cette affection à la consommation par le porc
du lait écrémé qui revenait des laiteries coopératives
très chargé de bacilles tuberculeux. A la laiterie, tout
le lait se trouvait contaminé ; il en repartait, après
écrémage, pour essaimer la tuberculose chez tous les
sociétaires, que leur exploitation, initialement, fût ou
non infectée.

Une loi fut alors édictée, rendant obligatoire la
pasteurisation du lait écrémé avant de sortir des laiteries. A partir de ce moment, les cas de tuberculose
porcine allèrent en se raréfiant.

Il est bien évident que la même opération suffirait
à arrêter le développement de la fièvre typhoïde par le
lait écrémé venant d'une laiterie infectée.

Ricken[103], dans le district de Malmédy, signale aussi
4 épidémies sérieuses de fièvre typhoïde qui toutes
prirent leur origine dans une maison à typhus et ne se
développèrent que parce que le lait sortant de cette
maison avait été livré à des laiteries coopératives.

Behla (R.)[104] dans un travail d'ensemble, rappelle de
nombreuses épidémies qui ont eu leur point de départ

(103) Ricken, Ueber Typhus und Molkereien, 72 Versamml. D.
Naturf. u. Aerzte *(Z. f. Med. Beamte*, 1900, n° 21).
(104) Behla (R.), Die Sammelmolkereien als Typhusverbreiter
(Klin. Jahrb., X, 1902).

dans des laiteries coopératives, et fait en outre l'histoire de celle qu'il avait eu l'occasion de suivre de près. Elle sévit dans le périmètre de la laiterie de Dobrilugk, frappa 47 personnes dans 32 habitations et causa une mortalité considérable de 20 pour 100.

Neumann[105], après une enquête régulièrement menée, relate une petite épidémie qui sévit à Hunsrück et qui put être rapportée à l'usage du lait écrémé provenant d'une « laiterie ».

Il fit remonter l'infection du lait à une personne légèrement malade qui apportait du lait à la « laiterie ».

En trois endroits, aux environs de Chemnitz[106], après consommation de lait provenant de la laiterie à vapeur de cette localité, a soudainement éclaté une forte épidémie de fièvre typhoïde qui fit beaucoup de victimes.

A Cassel, cent soixante-dix[107] personnes sont frappées de fièvre typhoïde, deux meurent. L'épidémie est due à la consommation du lait en provenance d'une laiterie dite *sanitaire*, dans laquelle deux employés avaient été malades.
La laiterie fut fermée.

A Thorn[108], en Prusse Occidentale, éclata, en 1910, une épidémie de fièvre typhoïde qui frappa plus de cinquante personnes.
Les recherches faites établirent qu'il fallait incriminer, d'une façon générale, le lait des « laiteries ».

(105) Neumann (P.), Milchwirtschaft und Typhusinfektion *(Klin. Jahrb.* 21, fasc. 2).
(106) *Z. f. Fl. u. Milchhyg.*, XVII, 1906-1907, p. 66.
(107) *Z. f. Fl. u. Milch. Hyg.*, XX, 1909-1910, p. 20.
(108) *Molkerei. Ztg*, n° 40, 1910 (An. in *Z. f. Fl. u. Milch. Hyg.*, XXI, 1910-1911, p. 59).

L'examen du lait fourni à Thorn décela dans celui-ci une très grande quantité d'impuretés. *L'enquête révéla, en outre. qu'une des laiteries refroidissait le lait avec de la glace naturelle provenant d'un étang et d'une mare dans lesquels se déversaient des eaux d'égoût et des matières fécales.*

Jordan et Frons[109] font l'histoire d'une épidémie qui frappa une dizaine de personnes ayant séjourné dans un hôtel du Golfe du Mexique, qui était approvisionné par une Société laitière dont le lait de mélange provenait, pour une partie, d'une ferme suspecte.

A Konigsberg[110], en 1912, on observe une épidémie de fièvre typhoïde qui compte au moins 44 cas. Les premiers cas de maladie surviennent dans une *laiterie en gros*. Tous les malades connus ont bu du lait de cet établissement.

A Rheidt et dans les environs, 55 personnes sont également atteintes; elles avaient bu du lait infecté en provenance de la même « laiterie ».

A Aix-la-Chapelle[111], en 1912, 61 personnes sont atteintes de fièvre typhoïde à la suite d'absorption de lait. L'enquête établit que l'infection du lait devait être attribuée à un « porteur de germes » qui travaillait dans la « laiterie ».

Arnould, en donnant un compte rendu analytique du travail de Schlegtendal, fait remarquer que plusieurs des observations de cet auteur n'ont pas grande valeur et qu'il est parfois difficile d'accepter la liaison des faits telle qu'il la présente.

(109) Jordan (E.-O.) et Frons (E.), *J. Amer. Med. Assoc.*, n° 3, 1912.
(110) *Z. f. Fl. et Milchhyg.*, XXIII, 1912-1913, p. 118, d'après *Arztl· Sachsverst. Ztg.*, 1912, p. 467).
(111) *Z. f. Fl. u. Milch. hyg.*, XXIII, 1912-1913, p. 168.

Une pareille critique peut d'ailleurs s'adresser au récit de beaucoup d'épidémies de fièvre typhoïde, quelle qu'en soit l'origine. Nous ne pensons pas qu'il faille la retenir plus quand le lait est en cause que lorsque c'est l'eau, et nous dirons que s'il est bien vrai que la preuve du délit, la présence du *B. typhosus* dans le lait, fait défaut dans les observations de Schlegtendal et celles des autres auteurs cités après lui, l'étiologie des épidémies est généralement entourée de circonstances telles que l'importance de celles-ci, leur nombre, leur filiation ne sont pas sans lui donner une très grande valeur.

Arnould fait observer que, au surplus, la propagation de la fièvre typhoïde par le lait fût-elle chose certaine, voire commune, il ne voyait pas bien comment les laiteries favoriseraient cette propagation. « La dilution du lait contaminé dans celui qui ne le serait pas, nous paraît de nature, dit-il, à agir dans un sens inverse, quoi qu'en pense Schlegtendal. »

Nous nous permettrons d'être d'un avis tout différent, car c'est le contraire qui est à craindre. Il ne faut pas considérer le lait de mélange de la laiterie comme une dilution du lait contaminé, auquel cas, si cette dilution était considérable, on comprendrait que le danger fût moindre, mais bien plutôt comme un vaste milieu de culture dont le lait contaminé est la semence; et pour peu que les circonstances soient favorables — le réchauffage du lait avant l'écrémage en est une de première importance —, on conçoit aisément qu'au lieu d'une dilution des germes du lait infecté, on ait plutôt à envisager leur multiplication.

C'est pourquoi il paraît plausible de dire que si la laiterie coopérative comporte de grands avantages économiques, il est à craindre, si toutes les précautions hygiéniques ne sont pas prises, qu'elle offre à maints germes pathogènes un champ d'action plus étendu; le danger ira même en croissant avec le nombre des associés.

Il apparaît tellement à Palmer[112] qu'on doive toujours l'envisager comme probable que cet auteur, après l'étude qu'il fit d'une épidémie de fièvre typhoïde à Steinhausen, exprima la nécessité d'examiner avec soin les conditions d'exploitation des laiteries et des fromageries[113] qui travaillent de grandes quantités de lait dès l'apparition d'épidémies de fièvre typhoïde, de diphtérie, de scarlatine et de choléra dans la région où elles opèrent.

En attendant, quelques mesures très simples suffisent à empêcher le développement de la fièvre typhoïde par le lait de laiteries, qu'il soit entier ou écrémé; c'est la pasteurisation du lait et la stérilisation par la vapeur des pots dans lesquels ce liquide doit circuler. De telles mesures, réclamées il y a déjà plus de douze à quinze ans par les auteurs qui s'étaient occupés de cette question, Schlegtendal, Behla, Ricken, etc., sont aujour-

---

(112) Palmer, *Med. Korresp. bl. f. Württemberg*, 1901, n° 43.

(113) Rembold (R.), Die Verbreitung des typhus durch Milch *(Mediz. Korresp. bl. d. Württbrg. ärtzl. Landw.*, 1902, nos 39 et 40). Anal de L. Rabinowitch in *C. f. Bakt.*, t. XXXIII, Réf. 1903, p. 204. Travail sur le Rôle des Fromageries.

(114) On lira avec intérêt : Baudin, Le rôle des laiteries, fromageries ou fruitières dans la genèse et la propagation des épidémies typhoïdiques *(Rev. méd. de la Franche-Comté*, 1904, XII, 89-97.)

d'hui d'application courante à l'industrie laitière, et il apparaît dès lors comme certain que les épidémies de fièvre typhoïde, ayant leur origine dans la consommation d'un lait nocif en provenance d'une laiterie, seront de plus en plus rarement observées dans l'avenir.

CHAPITRE VI

LE ROLE DES « PORTEURS DE GERMES »

Les conceptions que les médecins ont eues successivement sur l'épidémiologie de la fièvre typhoïde ont toujours été le fidèle reflet des idées régnantes du moment. L'attention fut d'abord et surtout attirée, avons-nous dit, du côté de l'eau considérée comme facteur principal de la contamination typhique. L'histoire détaillée d'épidémies retentissantes, la diminution très marquée de la morbidité typhique dans certaines villes après l'amélioration, de la qualité de l'eau fournie aux habitants de celles-ci donnaient évidemment à l'*origine hydrique* de la maladie une très grande autorité. Mais que l'origine fût hydrique ou non, on voulait trouver à la source de l'épidémie un cas aigu de fièvre typhoïde.

Or, ce n'était pas toujours possible, et on ne pensait pas encore au « porteur de germes ». On se retourna alors du côté du *Coli*, si abondant dans certaines eaux. C'était au moment où beaucoup d'auteurs s'efforçaient d'identifier le *B. typhosus* et le *B. Coli Commune*. On sait aujourd'hui que ces deux microbes sont différents l'un de l'autre.

S'il était relativement facile de trouver des cas
avérés de fièvre typhoïde à l'origine des grandes épidémies, celles qui, par leur *massivité*, attiraient surtout
l'attention et provoquaient l'émotion du public, il n'en
était nullement ainsi lorsqu'il s'agissait de donner une
explication épidémiologique aux petits foyers endé-
miques ou aux cas isolés, sporadiques. D'où provenait
le bacille infectant ? Où conservait-il sa vitalité pendant
le laps de temps qui s'écoulait entre deux apparitions
successives de la maladie en un même point ? Comment
expliquer, en l'absence d'une cause permanente d'infection connue, que la maladie puisse se montrer de temps
en temps dans un même groupement humain en ne
frappant les individus que un par un ?

On avait du moins la ressource d'invoquer l'existence de cas non reconnus servant de liens entre
deux épidémies. Par cette hypothèse, admissible
parfois, on approchait de la vérité, mais on ne la
saisissait pas encore tout à fait.

Il faut, pour donner une explication scientifique à
toutes ces obscurités, arriver à l'année 1903, qui
marque le point de départ d'une série de travaux
entrepris par R. Koch et ses collaborateurs : Frosch,
Conradi, M. Kirchner, Drigalski, etc., pour l'étude
de la fièvre typhoïde dans le sud-ouest de l'Allemagne[115].

L'idée maîtresse de ces travaux appartient à R. Koch,
qui a montré, le premier, que l'homme contaminé par

(115) Denkschrift über die seit dem Jahre 1903 unter Mitwirkung
des Reichs erfolgte systematische Typhusbekampfung im Süd-
westen Deutschlands *(Arb. a. d. Kais. Gesundh.*, t. XLL, 1913).

le bacille typhique est la source unique et le propagateur le plus dangereux de la fièvre typhoïde. De son côté, son élève Frosch émettait, dès 1903, l'hypothèse que le bacille typhique pouvait vivre d'une existence saprophytique dans l'intestin et devenir ainsi source d'infection en étant rejeté à l'extérieur.

Le typhique, en guérissant, ne se débarrasse donc pas du microbe qui vient de le rendre malade; celui-ci, pendant fort longtemps, peut rester avec toute sa virulence première dans l'organisme de l'ancien typhique, qui est devenu ainsi un « porteur de germes ».

Le « porteur de germes » est un nom nouveau donné à une chose ancienne. L'ancien *microbisme latent* de Verneuil lui répond tout à fait; mais on doit reconnaître que l'apparition de ce néologisme a eu des conséquences extrêmement fécondes.

Le *microbisme latent* était et restait une intéressante vue de l'esprit; il a fallu l'entrée en jeu des méthodes de la bactériologie pour la faire passer de l'hypothèse dans la réalité.

Déjà la constatation du pneumocoque chez l'ancien pneumonique guéri, et même chez l'individu sain, était un acheminement vers la conception plus étroite et plus caractéristique du « porteur de germes », tel qu'on le rencontre pour la fièvre typhoïde.

Dans ce chapitre, nous étudierons la question des « porteurs de germes », principalement au point de vue de l'*importance qu'ils peuvent avoir dans la contamination du lait.*

Quelques généralités sont cependant indispensables;

nous les puiserons dans les Revues fort bien faites de Sacquépée[116] et de Ledingham[117].

Sacquépée classe les « porteurs de germes » en quatre groupes :

1° Les « porteurs » sains ;

2° Les « porteurs » précoces ;

3° Les « porteurs » convalescents ;

4° Les « porteurs » chroniques.

1° Les « porteurs » sains auraient été contagionnés sans être infectés. L'homme peut-il donc véhiculer des germes pathogènes à l'état de saprophytes sans en ressentir les atteintes, tout en restant dangereux pour son entourage? Voilà une question fort troublante et qui demanderait à être éclaircie.

Il paraît plus probable que le « porteur sain » est un ancien malade chez lequel l'infection n'a pas été reconnue. Comme le font remarquer avec raison Boinet et Olmer[118], il est très difficile d'affirmer qu'un « porteur » rangé dans la catégorie des « porteurs » sains, n'ait jamais eu antérieurement la fièvre typhoïde. Que de formes frustes, ambulatoires, atypiques de la typhoïde sont confondues avec des embarras gastriques légers, des grippes à localisation intestinale.

2° Le deuxième groupe, celui des *porteurs précoces*,

---

(116) Sacquépée (E.), les Porteurs de germes (Bacilles typhiques et paratyphiques) *(Bull. de l'Institut Pasteur*, t. VIII, 1910, p. 1 et p. 49).

(117) Ledingham (J.-C -G.), les Porteurs de bacilles typhiques. Traduction analytique française d'un rapport présenté au Local Government Board (préface de Th. Thomson) *(Bull. offi. Int. d'Hyg. publ.*, t. III, 1911, p. 785).

(118) Boinet (E.) et Olmer (D.), les Porteurs de germes, *Rapport au VIe Congrès de l'Alliance d'Hygiène sociale*, Marseille, 1910, p. 476.

correspond aux sujets contaminés, en période d'incubation, mais non encore cliniquement malades. Cagnicacci, dans sa thèse (Paris, 1909), rapporte, en effet, que le *B. typhosus* se rencontre dans les déjections avant l'apparition des premiers symptômes.

Avec les deux derniers groupes de la classification de Sacquépée, nous envisagerons cette fois des individus qui ont été atteints d'une manière avérée; ce sont les « porteurs » *convalescents*, appelés « porteurs » *temporaires* par Ledingham, et les « porteurs » *chroniques*.

3° Les « porteurs » *convalescents* ou *temporaires* éliminent leurs bacilles pendant moins de trois mois, à compter du début de la maladie.

La notion du « porteur » *convalescent* n'est pas nouvelle, ainsi que le fait remarquer Sacquépée.

Jusqu'à ce moment, on peut accepter que les bacilles éliminés traduisent simplement la persistance anatomique des lésions habituelles, ulcères intestinaux, altérations des voies biliaires, microbisme des organes profonds, etc. Le malade est guéri cliniquement; mais les lésions, comme les manifestations bactériologiques, survivent quelque peu.

Depuis nombre d'années, d'ailleurs, les notions épidémiologiques avaient fait connaître le danger éventuel des convalescents, susceptibles de semer l'affection dans leur entourage, sous forme sporadique. Les recherches de laboratoire ne font que confirmer, en les précisant, des faits antérieurement acquis.

4° Les *porteurs chroniques*. — C'est à leur sujet que la notion du « porteur de germes » acquiert toute son importance.

La constatation de porteurs précoces et de porteurs convalescents ne fait que confirmer des prévisions cliniques ou des probabilités épidémiologiques antérieurement acquises; elle cadre donc très bien avec les faits connus. Tout autre est la découverte des porteurs chroniques : en dénonçant la persistance lointaine des germes, elle ouvre à la prophylaxie une voie nouvelle, que la clinique ne pouvait que soupçonner et que les enquêtes épidémiologiques avaient à peine entrevue. Aussi, cette découverte, avec les conséquences d'ordres divers qu'on a dû en tirer logiquement, n'a-t-elle pas été sans provoquer de nombreuses discussions, qui sont loin d'être closes à l'heure actuelle.

a) **Comment déceler les porteurs chroniques?** — Il ne saurait s'agir ici d'examen clinique et seuls les procédés de laboratoire doivent être mis en œuvre pour dépister les « porteurs » chroniques. Deux sont utilisables : la *recherche du bacille* et la *recherche du pouvoir agglutinant du sérum sanguin*. Malheureusement, l'un et l'autre sont inconstants et ne fournissent que des résultats incomplets.

Il est délicat de déceler le bacille typhique dans les selles, et trop souvent le microbe spécifique échappe aux recherches de laboratoire les mieux conduites; on réussit mieux avec les urines.

La *séro-réaction* est plus facile à réaliser, partant plus pratique et maintes fois la recherche du bacille n'a été entreprise qu'après la découverte d'une séro-réaction positive. Mais, il n'y a pas de parallélisme entre le pouvoir agglutinant du sérum sanguin et la puissance d'infectiosité du « porteur ».

L'agglutination est positive chez 75 pour 100 des « porteurs » chroniques; elle est, en général assez faible. Elle serait observée chez le « porteur » vraiment sain.

La constatation d'un pouvoir agglutinant sera toujours d'une grande valeur ; mais en son absence, aucune conclusion n'est permise.

b) **Quelle est la proportion des « porteurs » chroniques?** — Les chiffres donnés par les divers auteurs qui se sont occupés de la question ne peuvent être donnés qu'à titre d'indication, car la précision en cette matière est fort difficile à atteindre pour de multiples raisons.

Sacquépée estime à 4 ou 5 pour 100 en moyenne la proportion des « porteurs » chroniques ; ce chiffre serait même un minimum.

c) **Quelles sont les voies d'excrétion des bacilles?** — Il y en a deux principales : la *voie intestinale* et la *voie urinaire*. C'est par les excréments, plus rarement par les urines, que les bacilles spécifiques sont évacués par le « porteur ».

La constatation du *B. typhosus* dans les selles du « porteur » est un fait brutal, mais si l'on recherche avec soin à quel endroit du tube intestinal, annexes compris, se trouve localisé ce microbe chez le « porteur », on trouve qu'*il élit généralement domicile dans la vésicule biliaire ;* c'est de là qu'il est déversé dans l'intestin d'abord, puis au dehors ensuite. Peut-être même essaime-t-il de la vésicule dans l'organisme tout entier, sans qu'il en résulte de réaction d'infection et on s'expliquerait ainsi sa présence dans l'urine.

L'élimination du *B. typhosus* par les « porteurs »

chroniques est assez rarement permanente; chez la grande majorité des porteurs, elle est *discontinue, intermittente* et aussi *numériquement irrégulière*. En somme, ce n'est pas avec la même abondance que le « porteur » déverse ses bacilles à l'extérieur toutes les fois qu'il y a une élimination.

Le danger créé par les « porteurs de germes » est tout à fait inégal dans le temps. Pendant des mois, des années, le porteur ne contagionnera personne, puis, à un moment donné, sans que la raison en apparaisse clairement, il disséminera la fièvre typhoïde.

d) **Quelle est la durée de l'élimination?** — Elle est très variable, et peut se prolonger pendant des années et des dizaines d'années, trente et même cinquante ans. Nous citerons des observations d'épidémies qui peuvent être mises à la charge de vieux « porteurs » chroniques.

e) **Le rôle des femmes.** — Sacquépée résume les recherches faites sur le point de savoir quelle est la part de chaque sexe en disant : *Les femmes constituent environ le cinquième des malades et les quatre cinquièmes des porteurs chroniques.*

Frosch qui a plus particulièrement étudié ce côté de la question estime que plus de la moitié des femmes typhiques continuent à éliminer des bacilles bien après leur guérison. Ce sont elles, dit-il, qui sont la cause des contaminations dans les « maisons à typhus ». Survient-il une fièvre typhoïde dans une maison, « cherchez la femme », dit-il encore.

Le fait pour la femme d'être occupée aux soins de la maison comme ménagère, servante, cuisinière, rend particulièrement dangereuse la « porteuse » de germes. Nous verrons dans les observations qui vont suivre que c'est, en effet, la femme qu'il faut le plus souvent rendre responsable.

A la ferme, c'est en effet, la femme qui est chargée des opérations de la laiterie ; elle est donc très à même, si elle est « porteuse » de germes, d'ensemencer le lait qu'elle manipule.

L'intervention du lait, considéré comme convoyeur du *B. typhosus* qui y aurait été déversé par un « porteur » chronique, donne à l'éclosion des cas de fièvre typhoïde qui suivront l'ingestion de ce lait, consommé cru, une physionomie particulière.

Le « porteur » chronique peut, en effet, intervenir de deux manières. Dans le premier cas, la contamination se fera par *contact direct* de « porteur » à sujet sain ; ce ne seront pas des épidémies qui suivront ; ce sont des cas sporadiques que l'on observera plutôt, des cas isolés et successifs qui « se détacheront » en quelque sorte du porteur.

Mais, si le porteur vient à contaminer le lait, les cas de fièvre typhoïde se multiplient et se rapprochent ; c'est bien à des endémo-épidémies ou à de véritables épidémies d'origine alimentaire que l'on a affaire.

Bolduan et Noble[149] font remonter à un « porteur » l'épidémie suivante :

(149) Bolduan (C.-J.) et Noble (W.-C.), *New-York Med. J.*, 20 décembre 1911. Longue anal. in *Ann. d'Hyg. et de Méd. légales* (4), t. XVIII, 1912, p. 174.

En février 1910, ils eurent à constater dans un même jour 9 cas de fièvre typhoïde, dans un rayon très limité de la ville de New-York. Le lendemain, on comptait encore 6 autres cas provenant du même rayon, et, dans la suite, pendant plusieurs semaines, chaque jour apportait de nouvelles déclarations. Une enquête fut entreprise qui permit d'établir que *tous les patients s'approvisionnaient de lait auprès d'une seule et même société laitière* et que la canalisation de l'eau municipale mise à part, il n'y avait aucun autre facteur commun à tous les cas en question, sauf le lait. Or, le caractère strictement localisé de l'épidémie permettait d'exclure d'emblée l'hypothèse d'une infection d'origine hydrique. Quant au lait, il provenait dans sa presque totalité de la partie nord de l'Etat de New-York. Plusieurs inspecteurs reçurent télégraphiquement l'ordre de procéder à une enquête sur place dans les diverses fermes ayant fourni le lait et il fut ainsi établi que, dans une localité où se trouvait une de ces fermes, 6 cas de dothiénentrie s'étaient déclarés brusquement et presque simultanément avec les cas observés à New-York.

On sait que dans les épidémies de fièvre typhoïde dues à une infection par le lait on compte toujours un grand nombre d'enfants atteints ; or, sur les 44 cas que comprenait l'épidémie de New-York, 6 avaient trait à des enfants âgés de cinq ans ou au-dessous, 6 autres à des enfants dont l'âge variait de six à dix ans, 4 à des enfants de onze à quinze ans, 8 à des jeunes gens de seize à vingt ans.

D'autre part, l'enquête menée dans la localité qui avait fourni le lait suspect permit de découvrir une ferme où il y avait eu 6 cas de fièvre typhoïde en 1904, 1 cas en 1907, et 1 autre en 1908. Le fermier lui-même représentait justement le dernier des 6 cas de 1904 et, à l'heure où se déroulaient les évènements en question, il n'y avait pas à la ferme d'autres personnes ayant eu la dothiénentérie. On procéda à l'examen des selles de ce fermier et l'on y constata la présence d'un nombre énorme de bacilles d'Eberth vivants : on avait donc affaire à un « porteur de bacilles ».

Un fait accidentel vint d'ailleurs confirmer les recherches de laboratoire. Une des assistantes de MM. Bolduan et Noble laissa par mégarde pénétrer dans sa bouche, en aspirant avec une pipette, quelques gouttes d'une culture en bouillon, provenant des selles de ce fermier. Quinze jours plus tard, on put constater chez elle une fièvre typhoïde qui présenta une évolution typique qui se termina par la guérison. Les ensemencements de sang pratiqués pendant la maladie fournirent une culture typique de bacilles d'Eberth.

Mellin [119a] relate l'histoire d'une épidémie observée à Malmö en Suède (134 cas avec 17 décès) et causée par un porteur, une *fille de crèmerie*, qui avait eu la fièvre typhoïde *vingt ans auparavant*. Après son éloignement de l'établissement, les cas de fièvre typhoïde cessèrent.

Quelque temps après on constata de nouveaux cas et, renseignements pris, on découvrit que *la servante infectante avait été réintégrée dans son emploi.*

L'observation de Stokes et Stoner est d'un grand intérêt parce que le bacille typhique fut retrouvé dans le lait suspect.

Au cours d'une épidémie de fièvre typhoïde, observée en 1912 dans un faubourg de Maryland contenant 2.500 habitants, 56 cas avec 4 décès furent enregistrés dans l'espace de quatre mois.

Stokes et Stoner [120] montrèrent que l'origine de cette épidémie devait être attribuée au lait consommé. Elles révé-

---

(119a) Mellin (A.), *Skand. Veter. Tidskrift*, 1913.
(120) Stokes (W.-R.) et Stoner (H.-W.), *(J. of Amer. med. Assoc.,* 27 décembre 1913.

lèrent, en effet, qu'une *femme employée à la manipulation* du lait suspect avait contracté *deux ans auparavant* la fièvre typhoïde et qu'elle excrétait des bacilles en quantité.

Le même bacille put être retrouvé dans plusieurs échantillons de lait contaminé.

Le rapport de Ledingham fait mention de plusieurs épidémies de fièvre typhoïde dues au lait contaminé par un « porteur ». Les circonstances de la plupart d'entre elles présentent parfois un grand intérêt.

Kossel (1907) décrit l'épidémie suivante : Pendant l'été de 1906 on enregistra 25 cas de typhoïde dans une ville de 60.700 habitants (3 en mai, 5 en juin, 6 en juillet et 11 en août) ; 21 de ces personnes prenaient leur lait dans une même laiterie qui se fournissait en lait dans trois fermes différentes. Mais une de ces fermes envoyait aussi du lait dans une autre ville, où de novembre 1905 à mars 1906 de nombreux cas de typhoïde avaient éclaté ; ce fut donc parmi le personnel de cette ferme que *l'on rechercha un « porteur de bacilles » qui fut trouvé dans la personne d'un homme qui trayait 5 à 10 vaches par jour.* Il y avait vingt ans qu'il travaillait dans cette ferme, il n'avait jamais eu la typhoïde, mais venait d'un village où la typhoïde avait été épidémique. Il lui fut interdit de traire les vaches, mais en mai 1907, un nouveau cas ayant été constaté chez un client de cette ferme, *on reconnut que cet homme avait recommencé à traire les vaches.*

Kayser (1906), à Strasbourg, cite deux épidémies dues au lait. En mars 1905, cinq personnes ayant toutes bu du lait cru provenant d'une même laiterie tombèrent malades de la typhoïde. Il fut reconnu que ce lait provenait de deux fermes où tout le monde était en bonne santé. Cependant on examina un enfant de douze ans habitant dans l'une des fermes et qui avait eu une maladie mal définie six mois auparavant et l'on trouva que ses selles renfermaient un grand nombre de bacilles typhiques.

Pour la seconde ferme, on ne put trouver aucun indice d'infection. Dans la même année, on constata une autre épidémie de 17 cas avec 2 décès. Les cas apparurent en deux séries, 8 en juin et 9 en août, toutes ces personnes avaient bu du lait cru de la même laiterie. On trouva un porteur de bacilles dans l'une des fermes fournissant le lait ; *dès qu'on eut ordonné la pasteurisation du lait de cette ferme, on ne constata plus de cas de typhoïde.*

Lumsden et Woodward (1909) relatent une épidémie à Washington où il y eut 54 cas de typhoïde : 33 des personnes chez lesquelles ils s'étaient produits prenaient leur lait chez le laitier A et 21 chez B. Une ferme appartenant à Mme X... fournissait du lait aux deux laitiers, et le reste du lait de la ferme était vendu directement dans onze familles, dans lesquelles il y eut 3 cas, lors de l'épidémie en question, c'est-à-dire en octobre. On examina tout le personnel de la ferme et on reconnut que Mme X..., *qui avait eu la typhoïde dix-huit années auparavant était porteur de bacilles. On interdit la vente du lait et l'épidémie s'éteignit.*

Une des épidémies les plus instructives de ce genre est celle dont parle Scheller (1908) La typhoïde était endémique dans une propriété près de Königsberg depuis quatorze années (1894-1907) et 32 personnes au moins avaient sûrement été infectées, le village voisin restant indemne. On soupçonna le lait produit dans la propriété et on examina le personnel employé à la laiterie. *Une femme ayant eu la typhoïde dix-sept ans auparavant* fut trouvée excréter des bacilles ; elle était venue à la ferme en 1894, époque à laquelle commencèrent les premiers cas de typhoïde constatés. On examina alors les 40 personnes de la propriété qui consommaient le lait et on trouva 18 porteurs temporaires.

Watt (1909) cite une femme de cinquante-quatre ans qui avait eu la typhoïde à vingt-deux ans et qui fut employée dans une ferme-laiterie pendant trente et une années. L'auteur affirme que, par le lait vendu par cette femme qui excrétait des bacilles typhiques, on peut expliquer sans aucun doute au moins 23 infections et il est probable que les 26 cas enregistrés à Aberdeen en 1898-1899, parmi les clients de la laiterie où travaillait cette femme, lui seraient aussi imputables. Des cas de source moins certaine font supposer que cette femme a probablement été la cause de près de 100 cas de typhoïde de 1877 à 1908.

Richards (1910) cite une épidémie de typhoïde imputable à un trayeur dans un château où il y eut 6 cas. Cet homme n'avait jamais eu la typhoïde, mais sa femme l'avait eue en 1894.

Johnstone (1910) a fait un rapport très détaillé au Local Government Board sur la fièvre typhoïde à Folkestone. Il y a environ 35 000 habitants dans cette ville et le Dr Théodore Thomson constata que le lait était probablement responsable de la majorité des infections. Il remarqua dans ses recherches qu'un certain trayeur avait travaillé dans trois fermes ayant joué un rôle dans des épidémies de typhoïde, mais à cette époque (1901) la notion de porteur de bacilles n'existait pas encore ; aussi le Dr Thomson ne fit-il que noter la coïncidence et dit : *aucun laitier, même aussi sale qu'on le voudra, ne peut transporter un produit infectieux, si un tel produit infectieux n'existe pas.* Le Dr Johnstone, qui continua ces recherches en 1909, confirma toutes les vues du Dr Thomson, mais, en ce qui concerne le laitier, il le reconnut porteur de bacilles. Cet homme, âgé de soixante ans, était en excellente santé et n'avait jamais eu la typhoïde. Pendant cette période de quatorze années (1896-1910) il y eut 359 cas de typhoïde à Folkestone, dont 36 ont certainement été importés. Des 323 restants, 207 soit 60 pour 100 ont sûrement été provoqués par le lait provenant de la ferme où l'homme en question travaillait pendant les trois ou quatre semaines précédant leur maladie. En somme, on peut conclure que *l'endémicité de la fièvre typhoïde à Folkestone avait pour source un porteur de bacilles en contact avec le lait bu en ville.*

L'observation de Stott[121] est très analogue à celle de Mellin citée un peu plus haut.

Dans un cas comme dans l'autre, on voit la maladie disparaître dans la clientèle de la laiterie avec le départ du « porteur de germes » et réapparaître quand celui-ci rentre à la laiterie.

Dans le district de Mid-Sussex, situé à 30 milles de Londres sur la rivière Mole, tributaire de la Tamise, une population de 1.645 personnes est distribuée entre 329 maisons environ. L'eau potable était fournie, jusqu'en 1909, par des puits peu profonds.

De l'année 1899 à l'année 1910 (juillet), 58 cas de fièvre typhoïde ont été notifiés. En 1899, les premiers cas se produisirent sur la domestique d'une maison qui s'approvisionnait de lait chez un laitier dont les deux fils tombèrent malades en novembre. En 1900, 3 cas et en 1904, 4 cas de fièvre typhoïde furent constatés parmi les clients du même laitier. En 1902, 5 cas, en 1903, 7 cas, en 1904, 6 cas de fièvre typhoïde furent constatés parmi les personnes qui buvaient le lait de cette laiterie. A la fin de l'année 1904 la laiterie changea de propriétaire et d'employés, et on nota aussi que la fièvre typhoïde avait disparu du district, aucun cas ne s'étant produit pendant les années 1905, 1906, 1907 et 1908. En 1909, revint à la laiterie un laitier qui l'avait abandonnée en 1904. Après le retour du laitier, la fièvre typhoïde fit une nouvelle apparition : 25 cas furent déclarés. On soupçonna alors ce laitier d'être un porteur de

(121) Stott (H.), Enteric fever spread by milk infection, probably by means of a carrier case. *The Lancet*, 10 septembre 1910, p. 793 ; anal. in *Bull. Off. Int. Hyg. Publ.*, 1910, p. 2165).

bacilles typhiques; il avait été atteint de fièvre typhoïde en 1893. L'épidémie ayant aussi continué en 1910, toujours parmi les clients de la laiterie, on décida d'examiner systématiquement les excreta de toutes les personnes habitant la ferme et manipulant le lait. On put ainsi découvrir que les fèces et les urines de l'employé suspect contenaient des bacilles typhiques.

L'observation de Bigelow[122] fait suite à la précédente, car elle incrimine également un *porteur qui éliminait ses bacilles par les urines.*

Au cours des cinq dernières années, une moyenne annuelle de 106 cas de fièvre typhoïde ont été déclarés au Bureau d'Hygiène de la ville de Worcester, qui a une population de 145.000 habitants, soit environ un cas par 1.000 habitants. En 1910, le nombre des cas s'est élevé à 295; il n'y en eut que 18 du 1er janvier au 11 août. Le 11 août, 7 cas furent constatés, dont 6 sur le chemin parcouru par un marchand de lait. Une enquête commencée le lendemain prouva que deux des employés de ce marchand étaient souffrants et fiévreux, mais n'avaient pas abandonné leur travail. Examinés à l'aide de l'épreuve de Widal, ils réagirent positivement l'un et l'autre. On ne pouvait toutefois supposer que les 6 cas déclarés le jour précédent avaient été causés par les deux employés; on chercha donc une source commune.

Quatre fermes qui fournissaient le lait au marchand fournissaient aussi d'autres laiteries qui ne présentaient rien d'anormal parmi leurs clients. Mais parmi les vingt-cinq employés de ces quatre fermes, on en trouva un qui donnait une réaction positive à l'épreuve de Widal. Il avait eu la fièvre typhoïde vingt-six ans auparavant et *quelques jours*

(122) Bigelow, *J. of Amer. Med. Assoc.*, 28 décembre 1914, et *Monthly Bull. of the St. B. of Health of Massachusetts*, mars 1912.

avant il avait souffert d'une légère diarrhée. Ses fèces ne présentaient pas de bacilles, mais il y en avait, vivants et mobiles, dans les urines.

Le *Bulletin mensuel du Bureau de la santé de l'Etat de Massachussets*[123] relate une observation intéressante dans laquelle ce sont encore les *urines* du « porteur » qui jouent le rôle contaminant.

A. Maynard (village de l'Etat de Mass.), un fermier tomba malade de fièvre typhoïde en septembre 1905 ; sa femme tomba malade à son tour en janvier 1906, sans qu'on ait pu toutefois établir si sa maladie était vraiment la fièvre typhoïde. Pendant l'année 1906, le fermier vendit le lait de ses vaches et parmi sa clientèle se produisirent les cas de fièvre typhoïde énumérés ci-dessous :

Septembre, 1906	1
Avril, 1907	2 (peut-être 3)
Mai, 1907	1
Juin, 1908	1
Septembre, 1908	2
Mars, 1909	1
Août, 1909	1
Septembre, 1909	2
Total	11 ou 12

Les cas restaient confinés dans le quartier du village environnant la maison de ce fermier. L'eau et la glace y étaient bonnes et les conditions hygiéniques satisfaisantes, mais celles de la ferme ne l'étaient pas : les mouches l'infestaient, la porcherie était proche, la malpropreté y

(123) *Monthly Bull. of the St. B. of Health of Massachussets*, décembre 1909, p. 262 ; anal. in *Bull. Off. Int. Hyg. Publ.*, 1910, p. 629.

régnait de façon à provoquer les plaintes des voisins. Le fermier lui-même trayait ses vaches et manipulait le lait avec sa femme; ce même lait était vendu aux voisins aussitôt après, sans avoir été mis en glacière. Le 29 septembre 1909, on procéda à l'examen des fèces et des urines. Les fèces ne présentèrent pas de bacilles, *mais les urines contenaient abondamment des bacilles extrêmement mobiles qui furent reconnus à l'examen microscopique et cultural pour des bacilles typhiques.*

Soumis au traitement par l'urotropine, l'état du fermier sembla s'améliorer un peu, mais les bacilles étaient encore présents dans son urine le 15 décembre. Le traitement au sulfate de cuivre n'eut aucun succès.

Dans les premiers jours de l'année 1910, en dépit du traitement et malgré sa parfaite santé apparente (sans aucun symptôme de cystite), le fermier continuait à excréter des bacilles typhiques dans son urine quatre ans après sa maladie.

Nous donnerons en fin de ce chapitre quelques indications bibliographiques supplémentaires.

(124) Gruber, *Arch. f. Hyg.*, t. LXXX, p. 272. Cas de fièvre typhoïde observés à Munich et dus à une « porteuse ». Histoire compliquée, mais présentant des points intéressants, anal. dans *Bull. Off. Int. Hyg. Publ.*, 1913, p. 1670.

(125) Rimpau, *Münch. mediz. Woch.*, 17 février 1914.

(126) Copeman (S.-M.), *Rapport au Local Government Board*, nouvelle série n° 82, Londres, 1913. Epidémie à Harwich (Suffolk).

(127) Hutchinson (I.-R.), *Rapport au Local Government Board*, nouvelle série, n° 84, Londres, 1913. Epidémie à Colne (Lancash.), anal. de ces deux épidémies, in *Bull. Off. Int. Hyg. Publ.*, 1913, p. 2247.

CHAPITRE VII

LE RÔLE DES MOUCHES

« Les mœurs et les habitudes des mouches suffisent déjà à faire comprendre comment elles peuvent nuire à l'homme en introduisant des germes de maladies dans nos maisons et, même mieux, *sur nos aliments*. Cette notion instinctive est fort ancienne, mais ce sont les recherches des contemporains qui ont fourni à ce sujet des précisions démonstratives. » (Vaillard.)

L'étude du rôle que peut jouer la mouche, considérée plus particulièrement comme facteur d'ensemencement du lait, dans la diffusion de la fièvre typhoïde s'imposait donc ici. Nous aurons à voir quelle importance il convient de lui donner en la matière. Dans ce chapitre, nous étudierons successivement :

1° Les différentes espèces de mouches ;

2° Leurs mœurs ;

3° La manière dont elles peuvent ensemencer le lait.

Les principaux éléments de ce chapitre seront em-

pruntés au rapport de Vaillard[128], au travail de Breton
et L. Bruyant[129] et aux rapports au *Local Government Board*[130].

1º **Les différentes espèces de mouches.** — Les
mouches sont des Diptères Brachycères dont les unes
possèdent un appareil piqueur *(Stomoxes et Tabani-
dés)* alors que les autres en sont dépourvues; ce sont
d'ailleurs celles-ci qui retiendront notre attention.

Leur classification est très complexe, car l'on connaît près d'un millier d'espèces dans nos régions.
Nous n'en retiendrons que quelques-unes, celles qui
intéressent l'hygiéniste, parce qu'elles sont des hôtes
habituels de nos habitations.

« Ce sont, en effet, les espèces susceptibles d'être
rencontrées dans les maisons qui doivent nous retenir
spécialement, car c'est dans le voisinage de l'homme
et des animaux domestiques que les mouches puise-

(128) Vaillard, Au sujet des mesures à prendre pour la destruction
des mouches. *Rapport présenté au Conseil d'Hygiène publique et de
salubrité du département de la Seine*, 1913, publié également par
Insecta, août, septembre et octobre 1913.

(129) Breton et Bruyant, Mouches non piqueuses et maladies *(Bull.
de l'Off. Int. d'Hyg. Publ.*, t. V, p. 1759, 1913, et *Rev. d'Hyg. et de
Pol. Sanit.*, t. XXV, p. 1389, 1913.

(130) Nuttal (G.-H.-F.) et Jepson (F.-P.), Du rôle joué par la mouche
commune *(musca domestica)* et les autres mouches non piquantes
dans la dissémination des maladies infectieuses. Traduction inté-
grale du rapport anglais *(Reports on the Local Government Board*,
nouvelle série, t. XVI, London, 1909), parue dans le *Bull. Off. Int.
d'Hyg. Publ.*, t. II, p. 393, 1910.

Rapports au *Local Government Board* sur les mouches agents
vecteurs d'infection (Voir *Bull Off. Int. d'Hyg. Publ.*, t. II, p. 393,
446 et 1.944, 1910. *IVᵉ Rapport*, traduction in-extenso, *idem*, t. III,
p. 1375, 1911).

ront dans la grande majorité des cas, les germes pathogènes qu'elles transporteront ensuite au loin. » (Breton et Bruyant.)

Avec Vaillard, nous mettrons à part :

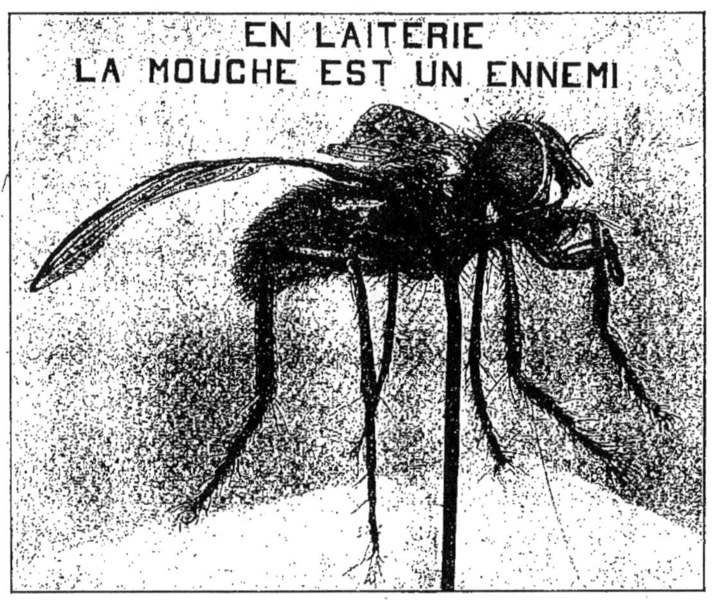

Photographie d'une cire du musée d'hygiène
de la ville de Paris.

1° La mouche domestique *(Musca domestica)*, de beaucoup la plus commune, car elle représente 27 pour 100 des mouches de maisons ;

2° La petite mouche domestique *(Stomalomya canicularis)* qui apparaît plutôt que la précédente et s'en distingue par ses moindres dimensions ;

3° La grosse mouche bleue de la viande *(Calliphora vomitoria)*, qui flaire la viande de loin et dont on a tant de peine à l'éloigner ;

A. D.　　　　　　　　　　　　　　　　　　　　8

4° La mouche d'un beau vert doré *(Lucilia Cœsar)*, tou-jours en quête des matières en décomposition où elle se complaît ;

5° La mouche rayée, vivipare *(Sarcophaga carnaria)* que l'on voit voltiger à la campagne et déposer des vers tout formés sur les matières en putréfaction.

Nous y ajouterons avec Breton et Bruyant :

6° *L'Eristalis tenax* dont les larves connues sous le nom de vers à queue de rat, à cause de l'existence d'un appendice filiforme, vivent dans la vase, les fumiers, les tas d'immondices et même les *latrines* ;

7° La *Piophila casei* ou mouche du *fromage*, qui s'attaque éventuellement à d'autres substances alimentaires.

8° La *Teichomyza fusca* ou mouche des *urinoirs* et des *fosses d'aisances*, pondant dans l'urine putréfiée. Cette petite espèce très sombre, à ailes enfumées, repliées sur le dos, n'est que trop connue dans certaines maisons des villes.

« La liste serait bien plus longue si l'on voulait nommer toutes les espèces fréquentant les matières en putréfaction et qui sont susceptibles de venir souiller les substances alimentaires dans les cuisines ou les appartements ; Howard se basant sur des observations faites aux Etats-Unis ne cite pas moins de *77 espèces visitant les excréments humains et capturées dans les habitations ;* sur ces 77 espèces, 36 accomplissent leur évolution larvaire dans les déjections. Si l'on songe que ces chiffres sont encore forcément au-dessous de la vérité, on concevra de suite l'importance des transports de germes accomplis par ces Diptères, qui envahissent parfois, en grand nombre, les locaux habités par l'homme. »

« Les téguments des mouches sont fréquemment recou-verts de poils plus ou moins serrés et plus ou moins longs. Pour les pattes, le seul point de leur morphologie qui intéresse est la présence fréquente à l'extrémité des tarses, de semelles, pulvilles ou ambulacres, recouverts à leur face inférieure d'un grand nombre de poils très fins. Ces poils portent même à leur extrémité, tout au moins dans cer-

VILLÉGIATURE

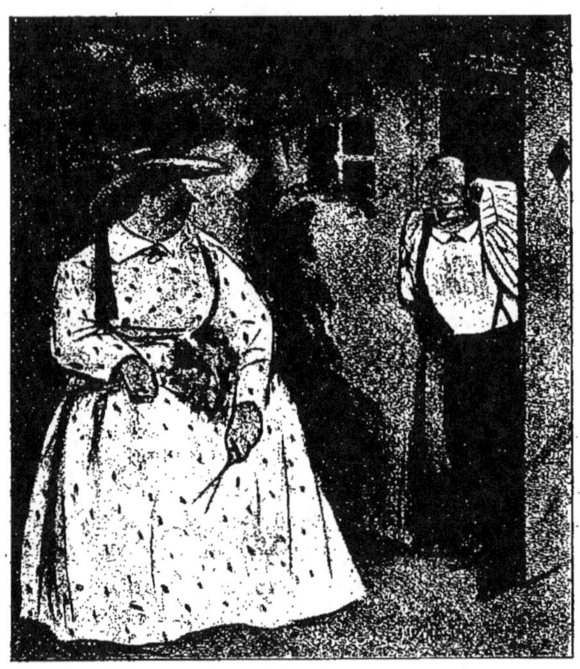

— *Ce n'est vraiment pas possible ; il y a trop de mouches !*
— *Attendez donc l'heure du déjeuner...; elles sont toutes dans la salle à manger.*　　　　　　　　(Reproduction autorisée.)

taines espèces, des ventouses microscopiques qui permettent une adhérence plus ou moins marquée au substratum. » (Breton et Bruyant.)

2° **Leurs mœurs.** — Les mouches ont à peu près

toutes les mêmes mœurs et surtout la même appétence pour les matières en décomposition.

« La mouche domestique, dit Vaillard, qui nous intéresse plus particulièrement, recherche le voisinage de l'homme ; elle vit à son entour, passe alternativement de l'intérieur à l'extérieur des habitations, en quête d'une nourriture, et s'éloigne facilement de 7 à 800 mètres. Au cours de ces migrations, l'insecte s'arrête sur toutes les substances qui les sollicitent, butinant successivement sur les déjections, les fumiers, les détritus de ménage, les ordures de la rue, la fange des ruisseaux, puis, sur nos aliments qu'il souille aux étalages de la rue et des marchés, ou à l'intérieur des maisons. On suppose aisément ce qui peut résulter du va-et-vient continuel de ces insectes malpropres. Les selles fraîches et humides les attirent beaucoup plus que les selles anciennes et sèches ; leur avidité est plus grande encore pour les segments de vers plats qu'ils peuvent y rencontrer.

« Les œufs sont généralement allongés, fusiformes et légèrement incurvés. Chez *M. domestica*, ils ont approximativement de 2 millimètres de longueur sur 1/2 millimètre de largeur, et sont pondus en amas au nombre de 100 à 120 chaque fois. Une même mouche peut quelquefois pondre 3 ou 4 amas semblables. Cette fécondité remarquable explique la multiplication effrénée des mouches, en dépit de toutes les causes de destruction qui agissent dans la nature, pour limiter la pullulation de ces insectes. »

« Du début de l'été aux premiers froids de l'automne, une seule mouche peut faire souche de millions d'individus. Packart estime à 125 millions le nombre probable de ces descendants. D'après Howard, dans les conditions du climat de Washington, une seule mouche commençant à pondre 120 œufs vers le 15 avril pourrait, de cette date à la fin de septembre et par la prolifération des générations successives, donner naissance à 5.598 720.000.000 d'individus ! A ce taux de fécondité, on comprend aisément l'extraordinaire pullulation de ces diptères dans les milieux propices.

« Les mouches domestiques deviennent communes dans les maisons de juin à septembre, diminuent en octobre, pour devenir très rares dès les premiers froids ; elles peuvent vivre de six semaines à quatre mois. On croit communément que ces diptères meurent en hiver ; l'opinion n'est pas exacte. De ses intéressantes études sur l'élevage des mouches en hiver, à la température du laboratoire (18 degrés à 24 degrés), Jepson a déduit les conclusions suivantes :

1° Contrairement à l'opinion vulgaire, les mouches ne disparaissent pas en hiver et trouvent des endroits où sont réalisées les conditions de températures favorables à leur survie ;

2° Les mouches s'accouplent en grand nombre au cours de l'hiver ; ce fait semble démontrer qu'elles peuvent se reproduire en cette saison dans certaines conditions de température, et, si elles ne sont pas troublées en leurs gîtes, pendant leur stade larvaire ;

3° Les mouches capturées en hiver sont plus résistantes et présentent une plus grande longévité que celles capturées en été ; ce fait confirme la conception que les premières peuvent persister pendant l'hiver à l'état adulte ;

4° Si, comme il paraît probable, les mouches d'hiver ne se rencontrent que dans certains endroits chauds, et à l'état de colonies isolées, on peut espérer réduire leur nombre d'une manière appréciable et peut-être les exterminer. »

L'étendue du rayon du vol des mouches présente un intérêt capital puisque sa connaissance nous permettra de déterminer à quelle distance une mouche pourra transporter des germes infectieux puisés en un point donné.

Les observations de différents auteurs semblent démontrer que les mouches ne s'éloignent généralement pas de leur lieu de naissance de plus d'un quart de mille (500 mètres environ), mais que, dans certaines conditions, elles peuvent parcourir jusqu'à un demi-mille (près de 1 kilomètre). (Breton et Bruyant).

Il faut encore tenir compte de l'action des vents qui, mécaniquement, peuvent entraîner les mouches à de grandes distances et du rôle joué dans le transport de ces insectes par les chemins de fer.

2° Par quels mécanismes les mouches peuvent-elles disséminer le bacille typhique ? — Ces mécanismes sont différents. Nous en reconnaîtrons deux principaux :

a) La mouche transporte le bacille typhique sur son tégument ;

b) Ses déjections ou ses régurgitations sèment le bacille typhique là où elles sont déposées.

a) Le développement du revêtement pileux et la structure des pattes de la mouche parlent en faveur du *transport purement mécanique* du bacille typhique d'un point à un autre. Ce sont les poils de l'abdomen et de la partie inférieure de la tête qui sont les plus exposés aux souillures infectantes.

Hamilton, en 1903, à Chicago, Bertarelli [131], en Italie, ont pu constater la souillure spécifique des mouches au voisinage des malades.

([131]) Bertarelli (E.), Diffusione del tifo colle mosche, e mosche portatriçi di bacilli specifici nelle case dei tifosi (*Bollet. della Soc. med. di Parma*, serie 2, anno 2, 14 pages, anal. in *Bull. Inst. Pasteur*, 1911, p. 315. Même obs., in *Centr. f. Bakt*, I Orig., t. LIII, 19 février 1910; anal. in *Bull. Inst. Pasteur*, 1910, p. 771).

Au cours d'une épidémie de famille à Castagnole (province de Turin), Bertarelli fut frappé de l'extrême abondance des mouches, surtout dans la chambre des malades et également dans la cour voisine. Comme l'étiologie restait obscure et que l'infection par contact semblait peu vraisemblable, il y avait lieu de se demander si les mouches n'avaient pu disséminer la maladie après l'apparition du premier cas.

120 mouches furent capturées dans la chambre et 35 dans la cour; l'examen porta exclusivement sur les pattes et la tête. On trouva le bacille typhique 8 fois (dont 6 fois sur sur les pattes) sur les 120 mouches de la chambre et 2 fois (sur les pattes) sur les 35 mouches de la cour. Le contenu intestinal ne fut pas examiné.

b) Les auteurs compétents semblent d'accord pour attribuer le rôle le plus important dans la dissémination du *B. typhosus* par les mouches aux déjections et aux régurgitations de cet insecte.

Les recherches de Graham Smith, sur ce point, sont très intéressantes.

Cet auteur a tenu d'abord à se rendre compte de la façon dont se nourrissent les mouches.

Elles ingèrent avec une grande rapidité, et leur estomac fonctionne à la façon d'un réservoir dilatable, dans lequel elles peuvent emmagasiner en quelques secondes suffisamment de nourriture pour vivre plusieurs jours. Ce fait est important parce qu'il montre que les matériaux infectieux ingérés subsistent longtemps et peuvent être transportés assez loin. D'autre part, le processus digestif est relativement lent et les aliments ingérés mettent plusieurs heures à passer dans l'intestin.

Après les repas, les mouches régurgitent fréquemment une partie des matières ingérées; on conçoit que ces conditions sont également très favorables à la contamination, même après un certain intervalle.

Graham Smith, après avoir laissé des mouches en contact avec un sirop infecté de diverses espèces de bactéries, les déposa sur un verre de montre contenant du lait stérile et placé à l'abri d'une contamination étrangère.

De ses expériences il ressort qu'un grand nombre de microbes pathogènes peuvent être transportés en conservant leur virulence, du moins dans les conditions expérimentales, pendant plusieurs jours, *à condition qu'ils aient pénétré dans l'intestin.*

Celli, en 1888, Firth, Horrocks également, *nourrissent des mouches avec des aliments infectés de B. typhosus.* Après quelques jours, ils les laissent se déposer sur des milieux de culture appropriés; le microbe spécifique pousse en abondance.

Klein[132], au cours d'une épidémie de quartier, alors qu'aucun des modes de transmission connus ne pouvait expliquer la propagation de la maladie, eut l'idée d'incriminer les mouches qui étaient excessivement nombreuses. Le broyage de 12 de ces insectes pris vivants, dans un demi-centimètre cube d'eau stérile, fut ensemencé sur milieux appropriés; on put déceler plusieurs colonies de *B. typhosus*

Fraichnie[133], comme Klein, caractérise le *B. typho-*

---

(132) Klein, *Brit. Med. J.*, 17 octobre 1908.
(133) Fraichnie (N.), *J. of the Roy. Army Med. Corps*, XIII, n° 6, décembre 1909.

sus dans le produit de broyage de mouches infectées.

Ficker[134] recueille des mouches communes dans une maison de Leipzig où avaient été déclarés 8 cas de fièvre typhoïde; chaque fois, il en isole le microbe spécifique. A ce point d'observation, il en joint un autre d'expérimentation.

Il fait ingérer des cultures typhiques à des mouches et 23 jours après, ces insectes peuvent encore contaminer les objets sur lesquels ils se déposent. Le *B. typhosus* fut rencontré sur la tête, les pattes et dans le contenu intestinal.

Thomson (F. W.)[135] a entrepris un grand nombre d'expériences, en vue de déterminer l'effet de l'alimentation par des cultures typhiques sur la vitalité des mouches, la durée de survie du bacille typhique dans le corps, les viscères et les déjections des mouches infectées, et il arrive aux conclusions suivantes :

1° *L'ingestion des germes typhiques en grand nombre n'affecte pas la santé des mouches;*

2° *Celles-ci peuvent conserver des bacilles vivants dans leur organisme et, par conséquent, demeurer infectantes pendant vingt-quatre heures après l'ingestion;*

3° *Elles peuvent véhiculer des germes sur leurs téguments externes pendant six heures.*

Les recherches de Krontowski[136] ont eu spécialement

(134) Ficker (M.), Typhus und Fliegen *(Arch. f. Hyg.*, t.XLVI, 1903, p. 274).

(135) Thomson (F.-W.), The house-fly as a carrier of typhoid infection *(J. of Roy. Med. a. Hyg.*, t. XV, p. 273, 1912 ; bonne anal. in *Bull. Off. Ing. Hyg. Publ.*, t. IV, 1912, p. 2068).

(136) Krontowski (A.), Zur Frage über die Typhus und Dysenterieverbreitung durch Fliegen *(Cent. f. Bakt.*, I. Orig., t. LXVIII, H. 7, p. 586-590, 1913).

pour but d'éclaircir la question de savoir si les larves de mouches nourries avec des aliments infectés de bacilles typhiques ou dysentériques peuvent ou non donner naissance à des insectes adultes, capables de propager l'infection.

Cet auteur a trouvé que les mouches nées de ces larves n'ont jamais présenté de germes spécifiques, ni dans leurs fèces, ni dans leur contenu intestinal.

Tous les faits d'observation ou d'expérience qui viennent d'être exposés mettent nettement en relief le rôle de convoyeur du *B. typhosus* que peut jouer la mouche.

Entre les selles fraîches et humides d'un typhique, selles que par une habitude déplorable invétérée dans les campagnes, on jette sur les fumiers, entre les mêmes selles d'un « porteur de germes » typhique, répandues çà et là par les individus malpropres ou déposées dans des latrines infectes, et les aliments, le lait notamment, la mouche est là pour servir d'intermédiaire. Elle viendra se poser avec avidité sur les excréments humains riches en bacilles typhiques, et ira ensuite souiller du lait exposé en large surface dans des terrines ou des bols.

Ce qui fait le danger de la mouche en de semblables circonstances, c'est qu'elle peut créer *rapidement* un LIEN *entre des matières* EXCRÉMENTITIELLES DE FRAICHE DATE, c'est-à-dire d'une très grande contagiosité, *et le* LAIT.

La vitalité saprophytique du bacille typhique est faible. Il importe donc, pour que la contamination de l'homme soit facilitée, qu'elle puisse s'effectuer avec des bacilles d'origine récente ; à cette condition doit s'en ajouter nécessairement une seconde, c'est que ceux-ci soient rapidement transportés du lieu de leur évacuation dans le tube gastro-intestinal de l'homme.

La mouche nous apparaît comme un agent susceptible de joindre très étroitement ces deux conditions, d'aider à la diffusion de la fièvre typhoïde dans les milieux où le « porteur de germes » doit être considéré comme le facteur le plus important de l'endémicité de cette maladie.

Le « porteur de germes » est surtout dangereux parce qu'il contamine les aliments, mais la souillure de ceux-ci n'est pas toujours directe. Elle ne consiste pas, dans tous les cas, en une inoculation, pourrait-on dire, des matières alimentaires, — et ici, c'est le lait qu'il faut tout d'abord considérer, — par les bacilles typhiques que le « porteur » traîne avec lui, sur lui, mais elle peut être *indirecte*, et c'est dans ce cas que l'on peut incriminer les mouches ; ce sont ces insectes qui procèderaient alors à l'inoculation.

Le « porteur de germes », la mouche et le lait infecté pourront donc constituer à eux trois un ensemble épidémiologique dont les parties sont étroitement unies par des relations de causalité qu'il est facile de suivre depuis le « porteur » jusqu'à l'homme sain ; le « porteur » est cause initiale, la mouche, cause intermédiaire, et le lait infecté, cause finale.

Toutefois, du fait que le « porteur » peut contaminer directement le lait, le rôle de la mouche restera toujours discutable pour certains auteurs, qui admettront qu'il n'est pas indispensable, en dépit de toutes les bonnes raisons qui pourraient plaider en faveur de son intervention, que la mouche se glisse, comme facteur d'infection, entre le « porteur » dans les excréments duquel elle puisera le *B. typhosus* et le lait qu'elle ensemencera ultérieurement avec celui-ci.

A la vérité, les observations qui sont rassemblées par Nuttall et Jepson dans le premier rapport sur la question du *Local Government Board* incriminent bien les mouches, mais on y voit à peine se dessiner le rôle infectant qu'elles ont à jouer par l'intermédiaire du lait. Il est vraisemblable, possible même, mais n'apparaît pas toujours comme certain. F. Smith a cependant vu pendant la guerre sud-africaine *les mouches aller des « bassins » des malades sur le lait.*

Certains auteurs[137] s'élèvent même contre la tendance que l'on semble avoir à exagérer le rôle des mouches dans la transmission de la fièvre typhoïde ; pour eux, l'intervention de ces insectes est possible, voire même fréquente dans les campagnes, mais, dans les villes, les circonstances seraient beaucoup moins favorables.

Quoi qu'il en soit, les observations et les expériences de Graham Smith, Bertarelli, Celli, Horrocks, Thomson, etc., sont suffisamment probantes pour justifier toutes les mesures prises dans la lutte contre la mouche, convoyeur certain du bacille typhique. Nous ferons un examen rapide de ces mesures au chapitre de la prophylaxie.

(137) *Journ. of Amer. med. Assoc.*, LV, n° 21, 19 novembre 1910.

CHAPITRE VIII

LA PHYSIONOMIE D'UNE ÉPIDÉMIE
DE FIÈVRE TYPHOIDE D'ORIGINE LACTÉE

De la lecture des chapitres qui précèdent, il ressort que les épidémies de fièvre typhoïde d'origine lactée, dont nous avons fait l'histoire détaillée ou succincte, ont des points communs. C'est à rassembler ces derniers que nous allons nous efforcer dans ce chapitre ; nous allons donc fixer les traits de ce que nous appellerons la *physionomie* des épidémies typhoïdiques d'origine lactée.

I. Caractère explosif des épidémies. — La plupart des auteurs insistent sur ce point.

Le substantif anglais *outbreak*, très employé dans les pays anglo-saxons, et qui, par lui-même, veut dire *explosion*, est souvent même accompagné du qualificatif *explosive*, qui ajoute encore à la signification du mot précédent. Mais nous ne pensons pas qu'il faille insister beaucoup sur le caractère explosif desdites épidémies, car il appartient également aux épidémies d'origine hydrique ; il ne peut être réservé à l'origine lactée plus particulièrement.

Nous devons cependant faire remarquer que l'on signale très souvent l'apparition d'un très grand nombre de cas en peu de jours. Dans l'épidémie de Providence étudiée par Chapin, les 38 cas se sont déclarés en deux semaines. Il y a là vraiment de la *soudaineté* dans l'apparition d'une épidémie, c'est-à-dire un facteur des plus importants à considérer dès l'instant où toutes les autres conditions hygiéniques d'ordre public, portant notamment sur l'alimentation en eau de l'agglomération dans laquelle a éclaté l'épidémie, n'ont subi aucune atteinte pouvant donner la raison de celle-ci.

Lorsqu'il arrive que l'infection a été unique (épidémie de Saumur : pensionnat de jeunes filles qui ont consommé du lait pollué en promenade), le caractère explosif est fatal et tous les cas vont se déclarer sur un petit nombre de jours; il n'y aura ici à tenir compte que des différences individuelles pouvant influer plus ou moins sur la période d'incubation de la maladie.

Le caractère explosif, quoique réel en fait, n'est pas toujours très apparent, en raison du petit nombre d'individus atteints. Il ne peut échapper à l'enquête lorsque l'épidémie porte sur un grand nombre de personnes, mais il est difficile à démasquer quand l'épidémie ne frappe qu'un petit nombre d'individus, et encore, dans ce cas, faut-il tenir compte du milieu dans lequel elle a éclaté. S'il s'agit d'une ville où la fièvre typhoïde est endémique, quelques cas de plus ne feront pas tache sur l'ensemble et leur étiologie vraie ne pourra pas être soupçonnée.

Elle courra le risque d'être rapportée aux causes habituelles.

Mais si la petite épidémie éclate dans une agglomération de peu de densité où les cas de fièvre typhoïde sont, à l'ordinaire, rares et très espacés, leur signification aura la même importance que s'il s'agissait d'une épidémie plus sérieuse dans une grande ville.

II. — Nombre de personnes atteintes. — Quand le lait, infecté chez le producteur, est livré directement par celui-ci aux consommateurs, ses clients, le nombre de personnes atteintes est généralement petit du fait de la grande dispersion du cheptel bovin. La ferme atteinte peut ne contenir qu'un petit nombre de vaches laitières, — quelquefois il n'y en a qu'une —, et dans ces conditions il n'y aura que peu de personnes frappées. Leur nombre sera, en quelque sorte, proportionné au nombre d'animaux de la ferme infectée. Mais il n'en est pas ainsi quand le lait en provenance de cette dernière est recueilli par un ramasseur qui le livre à une laiterie.

Le lait pollué souille celui avec lequel il est mélangé et la maladie fait ainsi tache d'huile, débordant de beaucoup les limites que lui aurait imposées son origine si le lait souillé n'avait pas été mélangé.

Toutefois, lorsqu'il y a mélange des laits dans une laiterie de ramassage et que l'un d'eux est spécifiquement ensemencé, il faut distinguer deux cas :

Si le lait est tenu au frais, la culture typhique est entravée, ralentie ; la maladie ne frappera que ceux qui se trouvent les plus aptes pour une raison ou pour une autre (surmenage par exemple) ou ceux qui auront bu largement du lait de la laiterie.

Mais si le lait n'est pas l'objet de soins particuliers, s'il est même réchauffé pour être écrémé en tout ou partie, si le voyage dure trop, alors, la culture du *B. typhosus* va prendre du développement et la masse totale se trouvera infectée à un aussi haut degré que sa semence. Plus nombreuses, évidemment, seront les personnes atteintes.

Nous avons signalé, dans un précédent chapitre, le danger du *mauvais* travail du lait en commun ; nous n'y reviendrons donc pas.

III. La durée de l'épidémie. — La durée de l'épidémie est sous la dépendance du temps pendant lequel va durer la consommation du lait pollué.

Si l'épidémie relève d'une infection unique, elle durera peu. D'apparition soudaine, elle aura une extinction rapide et, à part quelques rares cas secondaires de fièvre typhoïde dus à la contamination directe pour la plupart, aucun cas nouveau d'origine lactée n'apparaîtra.

Mais si l'infection dure, si journellement, pendant un temps assez long, jusqu'à ce que l'enquête permette de remonter à la source de l'épidémie, le lait est infecté, la maladie va multiplier ses atteintes ; en même temps, beaucoup plus nombreux seront les cas secondaires n'ayant rien à voir avec le lait, agent causal des premiers.

Il en résultera que le tableau de l'épidémie perdra de sa clarté, de sa netteté, du fait du mélange des cas secondaires avec les cas primaires, relevant tous, eux, d'une même origine.

La plupart des auteurs qui se sont occupés de la question ont bien su marquer la différenciation qui s'imposait entre ceux-ci et ceux-là, mais cela n'a pas toujours été fait. Il en est résulté une certaine confusion à l'abri de laquelle ceux qui trouvent que l'on a exagéré le rôle du lait dans la propagation de la fièvre typhoïde ont pu discuter à leur aise.

Pour ces raisons, nous estimons que *c'est à son début qu'une épidémie d'origine lactée est le plus typique;* c'est l'histoire des cas du début qu'il faut donc bien préciser.

En queue d'épidémie, surtout quand celle-ci est importante, les cas secondaires sont fréquents et comme beaucoup peuvent être observés chez des personnes qui n'ont pas consommé le lait suspect qui est l'origine des cas primaires, il y aurait là de quoi dérouter un enquêteur malavisé.

Ajoutons que dans les villes, du fait qu'une même maladie contagieuse peut avoir des origines diverses, il en résulte une source de confusion dont il faudra tenir compte lorsqu'après dépouillement de tous les cas, il y aura lieu d'extraire la véritable cause de l'épidémie englobant la plupart d'entre eux.

IV. L'épidémie s'arrête dès que le lait suspect n'est plus consommé. — Lorsque l'enquête permet d'incriminer le lait, l'épidémie va s'arrêter dès l'instant où les mesures nécessaires et suffisantes vont être prises : suppression de la vente du lait provenant de la ferme inféctée, pasteurisation sévère de ce lait, etc.

N'est-ce pas la preuve la meilleure, la plus probante qu'on avait vu juste?

Nous reproduisons ici deux documents qui sont très significatifs à cet égard [138].

V. Topographie de l'épidémie. — La fièvre typhoïde convoyée par le lait suivra évidemment toujours celui-ci.

Lorsque, et cela est plus particulièrement frappant dans les petites agglomérations, quelques producteurs, seulement 3, 4 ou 5, se partagent la fourniture du lait et qu'un seul présente chez lui une source d'infection, l'épidémie suivra très étroitement le chemin qu'il parcourt pour la livraison de sa marchandise. Cela est une nécessité qui éclaire fortement l'étiologie.

La topographie de l'épidémie étant, en effet, calquée sur celle de la tournée du laitier, nous devons trouver dans ce fait un élément important d'appréciation qui permettra, en présence de nombreux cas de fièvre typhoïde sévissant en des points éloignés les uns des autres, de remonter à leur commune origine : un lait provenant d'un même fournisseur, dont les clients habitent justement les points contaminés.

Les foyers de la maladie étant situés sur la route suivie par le laitier pour la distribution de sa marchandise, seront donc *dispersés,* ils s'étendront *irrégulièrement* sur tout le territoire de la ville quand celle-ci est petite, du quartier quand la ville est grande et,

(138) *Report of the Department of Health of the City of Chicago for the Years* 1907-1910, p. 120, 121.

seules, abriteront des malades, les maisons où le lait du dit laitier aura été consommé.

Plusieurs cas pourront être observés dans des appartements du même immeuble, si le laitier y possède plusieurs clients et feront ainsi penser que la cause de l'épidémie réside peut-être dans l'immeuble lui-même.

Mais l'existence simultanée d'autres cas de fièvre typhoïde dans d'autres points de la ville ou du quartier et les résultats de l'enquête qui devra être faite éviteront l'erreur dans laquelle on aurait pu tomber.

On rejettera l'hypothèse, assez difficile à soutenir parfois, d'une contamination des eaux de boisson de l'immeuble en question, on éliminera par un examen attentif de tous les faits de la cause la possibilité de l'intervention d'un « porteur de germes », qui, à la rigueur, peut infecter les personnes de son entourage, mais assez difficilement, semble-t-il, celle du même immeuble qui habitent des étages différents, et l'on en viendra à la cause réelle : le lait pollué.

On se trouvera d'autant mieux consolidé dans cette opinion que d'autres faits révélés par l'enquête viendront, par leur précision et leur simultanéité, lui donner la valeur d'un fait expérimental.

Dans une même famille, en effet, les uns consommeront le lait cru et les autres après l'avoir fait bouillir. Seuls, ceux-là seront touchés. Les observations en cette matière ne manquent pas et le lecteur en trouvera plusieurs dans le présent travail. Mais il n'en est peut-être pas de plus probante que celle de l'épidémie du Havre en 1913 que nous avons étudiée antérieurement.

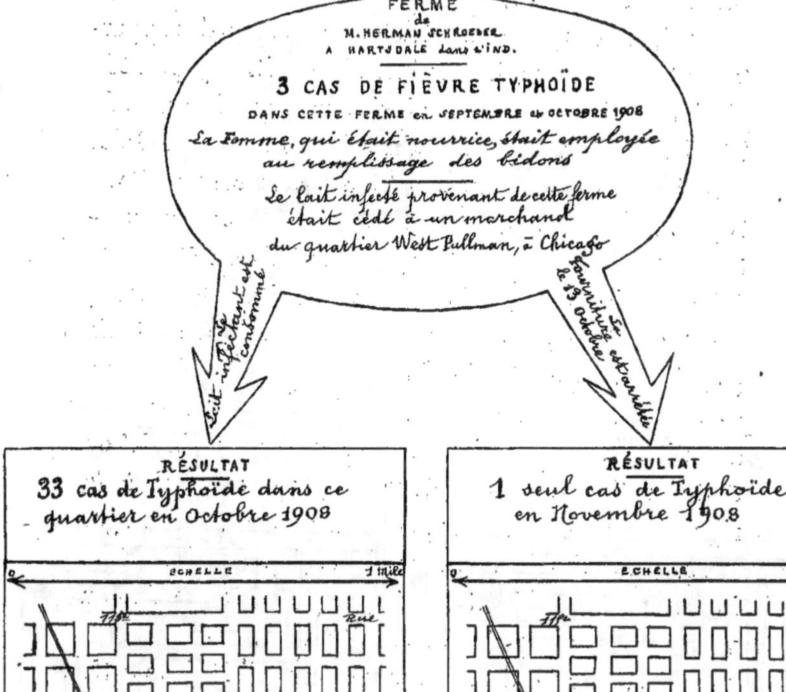

EPIDÉMIE LOCALISÉE DE FIÈVRE TYPHOÏDE
DUE A LA FOURNITURE D'UN LAIT INFECTÉ
FERME
de
M. HERMAN SCHROEDER
A HARTSDALE dans l'IND.
3 CAS DE FIÈVRE TYPHOÏDE
DANS CETTE FERME en SEPTEMBRE et OCTOBRE 1908
La femme, qui était nourrice, était employée
au remplissage des bidons
Le lait infecté provenant de cette ferme
était cédé à un marchand
du quartier West Pullman, à Chicago
Lait infectant est cantonné
La fourniture est arrêtée le 23 Octobre
RÉSULTAT
33 cas de Typhoïde dans ce
quartier en Octobre 1908
RÉSULTAT
1 seul cas de Typhoïde
en Novembre 1908
ÉCHELLE
1 Mille
ÉCHELLE
1 Mille
Rue
Rue
Rue
Rue
Rue Wallace
Rue Wallace
CH. P.
Bureau d'Hygiène de Chicago

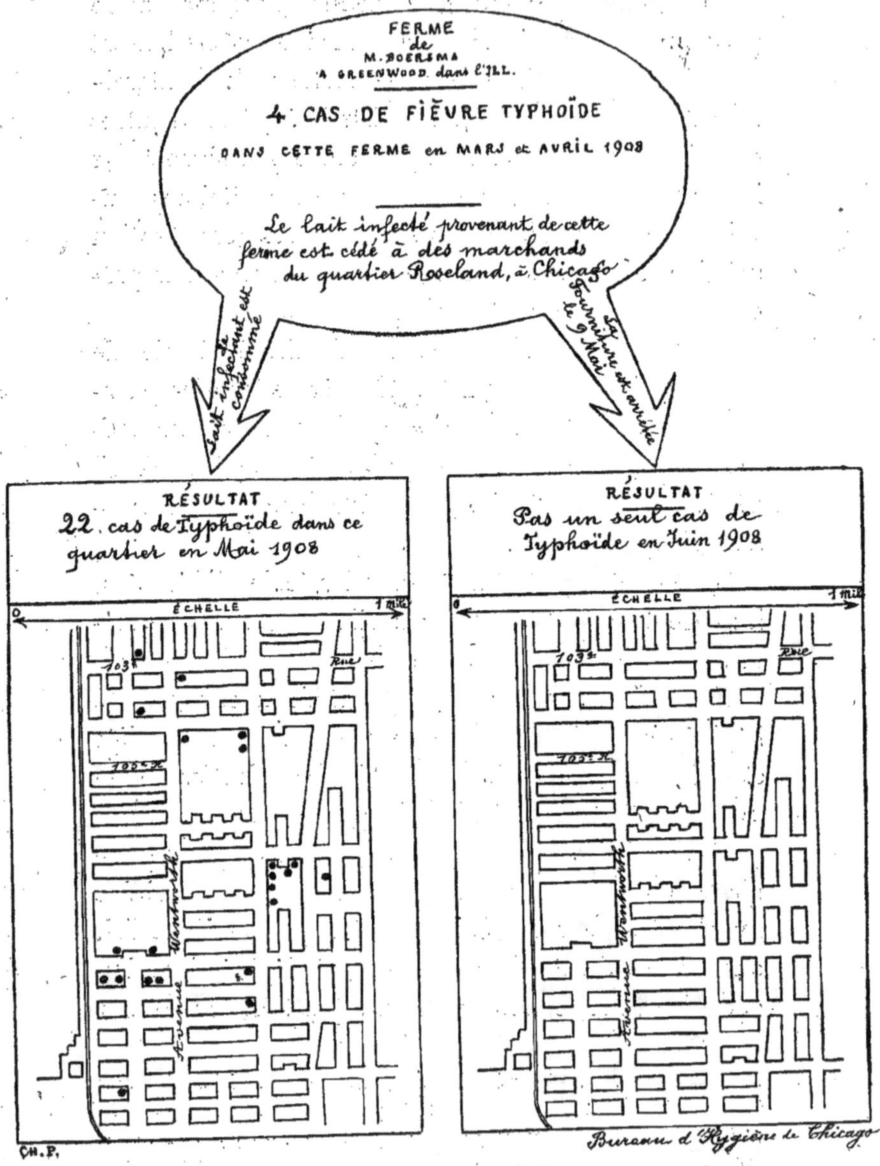

EPIDÉMIE LOCALISÉE DE FIÈVRE TYPHOÏDE
DUE A LA FOURNITURE D'UN LAIT INFECTÉ
FERME
de
M. BOERSMA
A GREENWOOD dans l'ILL.
4 CAS DE FIÈVRE TYPHOÏDE
DANS CETTE FERME en MARS et AVRIL 1908
Le lait infecté provenant de cette
ferme est cédé à des marchands
du quartier Roseland, à Chicago
Lait infectant est condamné
La fourniture est arrêtée le 9 Mai
RÉSULTAT
22 cas de Typhoïde dans ce
quartier en Mai 1908
RÉSULTAT
Pas un seul cas de
Typhoïde en Juin 1908
ÉCHELLE
0
1 mile
ÉCHELLE
0
1 mile
Rue
Rue
Avenue Wentworth
Avenue Wentworth
CH. P.
Bureau d'Hygiène de Chicago

La localisation d'une épidémie d'origine lactée dans un quartier de la ville, entraîne naturellement l'élimination de l'eau comme facteur de contamination, la même eau étant distribuée dans d'autres quartiers restés indemnes. Cet autre fait signalé par beaucoup d'auteurs que les personnes atteintes buvaient des eaux d'origines très diverses (canalisation urbaine, puits...) a la même conséquence que le précédent.

Donc, en résumé, la topographie des épidémies de fièvre typhoïde d'origine lactée révèle *une irrégularité dans la distribution des cas de maladie, une véritable dispersion de ceux-ci qui sont éparpillés de ci, de là. Leur lien commun se trouve dans la consommation d'un même lait.*

Les enfants peuvent aller dans des écoles différentes, les parents être de couches sociales également différentes, les uns et les autres ont bu le même lait.

Nous donnons une planche en deux couleurs de l'épidémie de Kremlin-Bicêtre que nous avons étudiée et qui nous montre justement la *dissémination de la maladie* en différents points de cette commune.

Pour y faire pendant, nous mettons en face une planche en deux couleurs d'une épidémie d'origine hydrique observée à Joigny (Yonne) [139] en 1888. Ici, c'est la *massivité* qui donne la note à l'épidémie ; celle-ci est localisée, concentrée en un quartier, tout autour

(139) Pouchet (G.), Du rôle de l'eau potable dans l'étiologie de la fièvre typhoïde. Enquête faite à Joigny (Yonne) *(Comité consultatif d'Hyg. Publ. de France*, 18 juillet 1887, et *Ann. d'Hyg. Publ. et de Méd. légale* (3), XIX, 1888, 119.

Epidémie de fièvre typhoïde d'origine lactée.

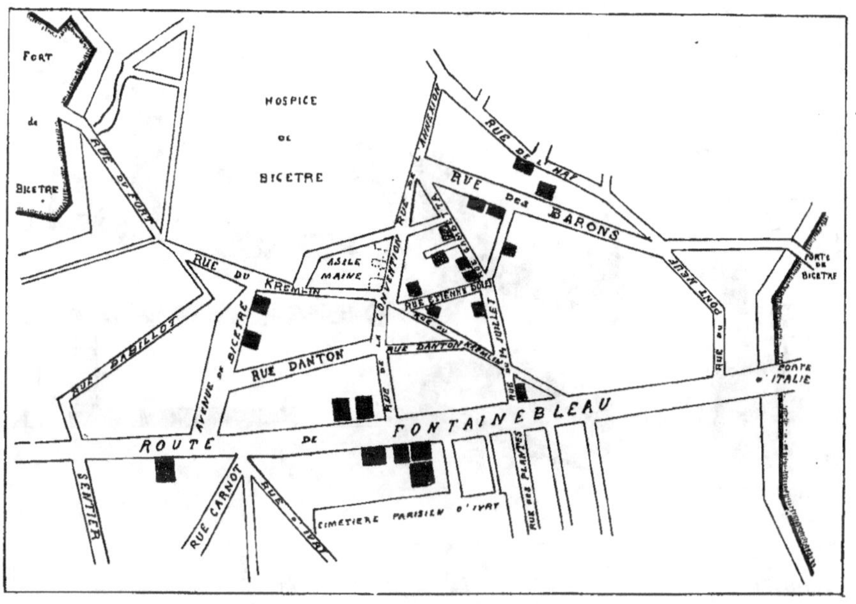

Les foyers d'infection sont situés sur la route suivie par le laitier.
Ils sont donc *dispersés* sur l'étendue de toute la ville et seules
abritent des malades les maisons où le lait infectant a été
consommé.

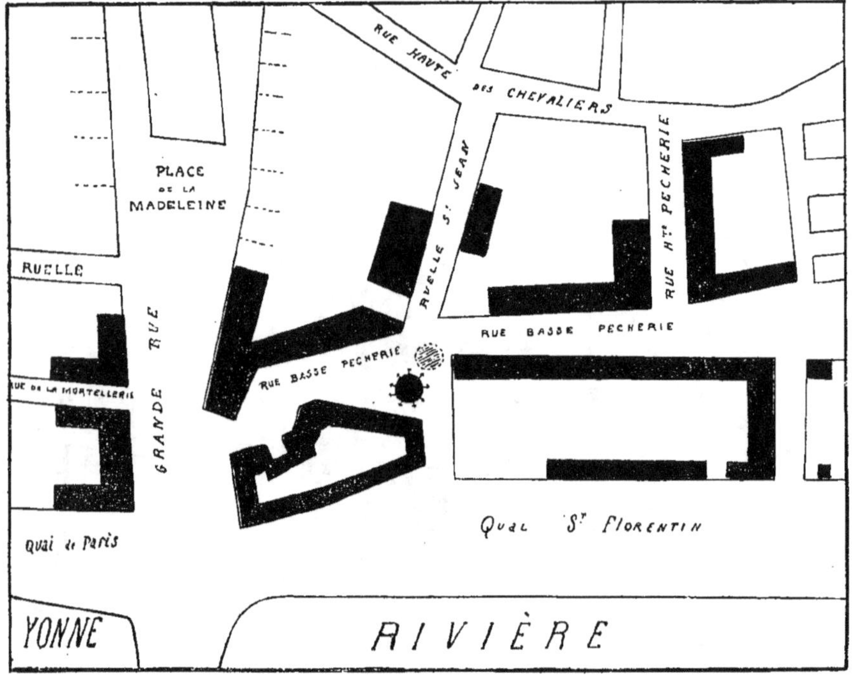

La zone d'infection est celle de la distribution de l'eau. Elle est *massive*, très localisée dans un coin de la ville, car elle comprend tous les pâtés de maison situés à l'entour de la source infectante.

La pompe qui servait à alimenter en eau de boisson les maisons était située à proximité d'un réservoir plein de détritus organiques.

de la source infectante, et il n'est pas une maison qui ait échappé à la maladie.

Certains cas de fièvre typhoïde ne sont pas toujours en relation étroite avec le chemin du laitier, mais l'enquête permet généralement d'établir *qu'il s'agit de personnes venues en visite chez des clients du laitier et qui y ont consommé du lait de celui-ci.* De telles observations sont très frappantes et sont bien faites pour corroborer le rôle du lait dans la contamination.

VI. Tous les malades ont bu du lait cru. — Ce point ressort de ce qui vient d'être dit tout à l'heure et les petites épidémies de famille observées au cours de l'épidémie du Havre comme au cours de beaucoup d'autres d'ailleurs, en montrent toute l'importance.

Seront donc seuls atteints ceux qui ont bu du lait cru.

Il est, d'après Trask, un fait curieux à signaler : c'est que *les classes riches sont frappées en plus grande proportion que les autres.* Pour Trask, la raison en est que ces familles consomment plus de lait pur que les familles pauvres qui le réservent plutôt aux enfants. Dans les classes riches, tous les âges seraient atteints; dans les classes pauvres, ce seraient principalement les enfants.

L'épidémie du Havre nous a permis de relever une observation analogue à celle de Trask, mais dont la raison est tout autre. Au Havre, si les familles riches ont été plus particulièrement atteintes, c'est, parce que, attirées par une certaine réclame dont nous aurons

plus loin à apprécier la valeur et le bien-fondé, elles
ont consenti à payer un lait, dont on disait du bien,
plus cher que le lait courant.

VII. La proportion d'enfants atteints est souvent très grande.
— A Saumur, rien d'étonnant que
les enfants aient été pour ainsi dire uniquement frappés,
puisque seuls, ou presque seuls, ils ont été exposés à la
contamination.

C'est également ce qu'on a observé à Brunswick en
1902 [140].

Dans cette ville, sur 496 enfants qui jouaient régulièrement dans les bois de Lochlum, 201 sont tombés malades
de fièvre typhoïde. En outre, chez des adultes, 28 cas se sont
déclarés. D'après le résultat de l'enquête, il y a lieu d'accepter comme probable que la propagation de la maladie
est due à la consommation d'un lait infecté par le bacille
typhique.

Mais ce que nous entendons signifier ici avec beaucoup d'auteurs, c'est que d'une façon générale, les
enfants, au cours d'épidémies qui peuvent atteindre
des gens de tous les âges, donnent une forte proportion
de malades.

A Dresde [141], en août 1906, éclata une épidémie de fièvre
typhoïde due à l'infection du lait par un charretier. Il y a
lieu de remarquer que sur les 18 personnes atteintes,
14 étaient des servantes ou des enfants.

(140) *Z. f. Pl. u. Milchhygiene*, XIII, 1902-1903, p. 406.
(141) *Z. f. Pl. u. Milchhygiene*, XVII, 1906-1907, p. 85.

A propos de l'épidémie de Kremlin-Bicêtre, Dubief signale 9 enfants sur 22 malades (41 pour 100). C'est même ce fait qui lui fit penser que le lait pouvait être à l'origine de la maladie.

Mais c'est l'épidémie de Stamford qui, sur ce point, nous fournit le document le plus remarquable. Sur les 386 malades, Smith en trouve :

```
135 au-dessous de.  .    .    .    .    10 ans.
 92 de   .    .    .    .    .    10 à 20  —
 87 de   .    .    .    .    .    20 à 30  —
 44 de   .    .    .    .    .    30 à 40  —
 18 de   .    .    .    .    .    40 à 50  —
 10 au-dessus de .    .    .    .    50 ans.
```

En classant les malades de 5 ans en 5 ans, il en trouve :

```
65 au-dessous de.  .    .    .    .     5 ans.
69 de   .    .    .    .    .     5 à 10  —
52 de   .    .    .    .    .    10 à 15  —
40 de   .    .    .    .    .    15 à 20  —
54 de   .    .    .    .    .    20 à 25  —
33 de   .    .    .    .    .    25 à 30  —
31 de   .    .    .    .    .    30 à 35  —
13 de   .    .    .    .    .    35 à 40  —
13 de   .    .    .    .    .    40 à 45  —
 6 de   .    .    .    .    .    45 à 50  —
10 au-dessus de .    .    .    .    50 ans.
```

Il faut attribuer la grande morbidité infantile au cours des épidémies typhoïdiques d'origine lactée, principalement au fait que *les enfants sont de plus grands consommateurs de lait.* Ajoutons que les adultes pouvant jouir d'un certain degré d'immunité résultant d'attaques frustes antérieures sont mieux que les jeunes à l'abri d'une atteinte de la maladie.

VIII. Taux élevé de la mortalité. — La plupart des auteurs font remarquer que la mortalité est très élevée dans les épidémies typhoïdiques d'origine lactée. Ils en trouvent la raison dans ce fait que *l'infection de l'organisme est massive*. Lorsque l'eau est coupable, il n'entre dans le tube digestif qu'un nombre relativement restreint de bacilles typhiques, l'eau étant un mauvais milieu de culture pour ceux-ci, mais quand c'est le lait qui est incriminable, il en va tout autrement. C'est une véritable culture, souvent très développée, très riche, qui pénètre dans l'économie dont il n'est pas surprenant que la résistance fléchisse devant une invasion aussi forte.

Bolduan estime même qu'il y a là une cause de diminution de la période d'incubation; nous reviendrons sur ce point dans le prochain chapitre.

Nous terminerons cet exposé en ajoutant un dernier fait à la physionomie des épidémies de fièvre typhoïde d'origine lactée, dont nous venons de donner les principales caractéristiques : c'est comme une imprécision à en fixer l'origine exacte.

Puisque, à la source de toutes ces épidémies, il y a naturellement une infection typhique, il y a lieu de situer celle-ci, et quand cela est fait, de rechercher le lien qui l'unit au lait qui s'est trouvé pollué.

Or, l'histoire de certaines épidémies nous montre que si, à bon droit, par une accumulation de faits tous concordants, on a pu incriminer le lait comme source de la maladie, il est arrivé qu'on s'est trouvé dans l'impossibilité de trouver le mécanisme de la pollution de ce dernier. On a pu remonter même jusqu'à la ferme où celle-ci s'est produite, sans pouvoir dire exactement comment elle s'était faite.

La notion du « porteur de germes » a sans doute apporté quelques éclaircissements dans une pareille situation, en permettant de trouver le bacille coupable, là où on n'aurait jamais été le chercher auparavant, mais elle ne résout pas toutes les difficultés. Heureusement, les cas auxquels nous faisons présentement allusion sont rares, et nous pensons qu'il suffise de dire qu'ils peuvent exister pour que les enquêtes de l'avenir, dans des cas analogues, soient poursuivies avec encore plus de soin et de perspicacité.

CHAPITRE IX

COMMENT DÉPISTER L'ORIGINE LACTÉE
D'UNE ÉPIDÉMIE DE FIÈVRE TYPHOÏDE

Dans le chapitre précédent, nous avons donné la physionomie d'une épidémie de fièvre typhoïde d'origine lactée. Nous pourrons y puiser tous les éléments de l'étude que comporte le titre ci-dessus.

Lorsqu'au cours de l'enquête sur une épidémie typhoïdique, nous trouverons rassemblées toutes, ou presque toutes, les contingences que nous avons examinées dans les pages immédiatement antérieures, nous serons par conséquent fondés à en admettre l'origine lactée.

D'ailleurs, aujourd'hui que dans les grandes villes, en raison de toutes les précautions prises pour assurer une eau excellente à la consommation, les épidémies de fièvre typhoïde ne peuvent que très rarement être d'origine hydrique, il est indiqué de porter toute son attention sur la possibilité d'une origine lactée.

Nous allons nous employer dans les pages qui suivent à examiner, point par point, les conditions dans lesquelles une enquête sur l'origine lactée possible d'une épidémie de fièvre typhoïde doit être menée.

Nous serons guidés dans cette tâche par l'important travail de Bolduan [142] sur la question auquel nous ferons les plus larges emprunts.

Dans une grande ville comme New-York, dit Bolduan, et nous ajouterons comme Paris, Lyon, Marseille, il est pratiquement impossible de découvrir la source de l'infection dans un grand nombre de cas de fièvre typhoïde : les cas isolés, sporadiques. Mais dès qu'apparaissent un certain nombre de cas, et qu'il semble possible de les lier ensemble, découvrir leur origine n'est plus qu'une question de méthode. Le premier point à éclaircir est donc de rassembler tous les cas connexes. Comment cela peut-il être réalisé ?

I. De la nécessité de faire une déclaration aussi précoce que possible. — Aucune étude épidémiologique, du genre de celle dont il va être maintenant question, n'est possible, si la déclaration des cas de fièvre typhoïde par les médecins traitants aux autorités sanitaires n'est pas *promptement faite.*

Bien que la loi fasse une obligation de cette déclaration, une petite proportion des cas de fièvre typhoïde est seulement déclarée. On craint les inconvénients d'une quarantaine plus ou moins rigide, et il a semblé

(142) Bolduan (Ch.-F.), Typhoïd fever in New-York City together with a discussion of the Methods found serviceable in studying its occurrence. *Departement of Health of the City of New-York,* monograph series, août 1912).

à Bolduan qu'à New-York cette quarantaine est plus nuisible qu'utile. Si la famille, dans laquelle est apparue la fièvre typhoïde, ne trouvait pas dans la déclaration des conséquences ennuyeuses ou vexatoires, il n'est pas douteux que la dite déclaration serait faite beaucoup plus régulièrement et beaucoup plus promptement.

En France, où les mesures vexatoires auxquelles fait allusion Bolduan n'accompagnent pas la déclaration, celle-ci n'est cependant pas toujours faite, bien que la loi de 1902 sur la Santé Publique en fasse une obligation, ou bien elle l'est tardivement; les mesures prises ne peuvent donc avoir leur pleine efficacité.

Le médecin se retranchera derrière l'impossibilité de faire un diagnostic précis: « Il est toujours difficile, en matière de typhoïde, de déterminer rigoureusement la date du début de la maladie, dit Dubief; les malaises mal définis de la période d'incubation rendent d'ordinaire cette détermination impossible. » Le médecin hésitera, il conclura à de l'embarras gastrique fébrile, si les symptômes sont peu accusés et ne fera pas de déclaration, ou bien il attendra la confirmation du diagnostic par la séro-agglutination effectuée au laboratoire et comme cette réaction apparaît parfois tardivement, alors que l'infection date depuis plusieurs jours, la déclaration en sera reculée d'autant.

C'est ce qui s'est passé au Havre : « La fièvre typhoïde de M. C..., a commencé le 8 mars; le 14, on a envoyé du sang au laboratoire pour établir un séro-diagnostic. Première épreuve négative. Un nouvel examen pratiqué le *29 avril* sur du sang fournit un résultat positif. »

« Même si la loi de 1902 avait été rigoureusement appliquée, les mesures prises, fait remarquer Bordas, l'auraient été trop tardivement et n'eussent servi à rien. »

L'hésitation du clinicien ou sa confiance, excessive ici peut-on dire, dans une épreuve de laboratoire, aboutissent donc au même résultat : un retard dans la déclaration, quand celle-ci est faite.

Il en résulte deux conséquences graves sur lesquelles Dubief a appelé l'attention à propos de l'épidémie de Kremlin-Bicêtre : « D'abord, l'ignorance de l'existence même de l'épidémie à son début et, comme corollaire, l'impossibilité pour les services d'hygiène, d'intervenir d'une façon efficace pour enrayer le mal, qui avait déjà produit des effets désastreux. »

Le mal sera fait quand on se décidera à agir. Ceci est très fâcheux, mais il faut malheureusement reconnaître que l'obstacle principal à toutes les mesures d'hygiène qu'il conviendrait de prendre se trouve justement dans la nature même de la maladie dont on veut enrayer la propagation.

Quoi qu'il en soit, l'attention du médecin doit toujours être éveillé du côté de la fièvre typhoïde ; si l'on comprend qu'il hésite en face d'un premier cas, peu accusé dans ses symptômes, il ne doit plus, par contre, avoir d'hésitations si de semblables cas se répètent et son devoir est de les déclarer en *fixant très exactement la date de l'éclosion de l'affection*. C'est à cette condition qu'il sera possible de tracer un tableau fidèle de la distribution *dans l'espace et dans le temps* de l'épidémie.

**II. Distribution géographique des cas de fièvre
typhoïde.** — En effet, si nous supposons maintenant
que tous les cas de fièvre typhoïde, graves ou légers.
aient été déclarés, il y a lieu *d'examiner leur distribution géographique.* Ce premier travail est de grande
importance, car par le groupement des cas de maladie
auquel il conduit, il peut faire apparaître une épidémie
très localisée dont il reste à rechercher l'origine.

Mais un tel groupement n'acquiert sa véritable signification que s'il est fait d'abord *en fonction du temps*.

Que 10, 15 cas de fièvre typhoïde apparaissent dans
un quartier donné de la ville en une ou deux semaines ;
voilà un fait important. Que le même nombre de cas,
dans le même quartier, s'échelonnent sur six ou huit
mois, cela n'a, pour ainsi dire, pas de signification.
Pour que le groupement des cas de fièvre typhoïde
dans tel ou tel point d'une ville, surtout d'une grande
ville, ait ses conséquences les plus heureuses quant à
la recherche de l'étiologie (supposée commune de ces
cas), il importe que la subdivision de celle-ci ne
conduise à des districts ni trop grands, ni trop petits.

Dans le premier cas, le nombre de cas de maladie
à reporter dans le district serait si grand qu'il ne
donnerait pas, par comparaison avec les périodes antérieures, le reflet qu'une épidémie y existe ; dans le
second, la statistique n'embrasserait qu'un nombre s_i
restreint de cas de fièvre typhoïde, qu'il serait fort
difficile d'y voir la trace d'une épidémie.

*La localisation, en un temps assez court, d'un nombre
inhabituel de cas de fièvre typhoïde dans un quartier
donné, alors que les autres quartiers sont indemnes,*

est donc d'une importance capitale et permet de leur reconnaître *a priori*, une commune origine.

Toutefois, il peut arriver et il arrive que des cas de maladie distribués *dans différents quartiers de la ville,* aient une source identique. C'est fréquemment ce que l'on constate dans les épidémies d'origine lactée, particulièrement quand le lait est distribué par un laitier en gros. Aussi est-il recommandable d'établir *un tableau dans lequel en face du nom de chaque laitier se trouve, aux dates indiquées, le nombre de cas de fièvre typhoïde ayant apparu dans sa clientèle.*

Mais cela n'est pas encore suffisant, car si l'établissement du tableau global des cas de fièvre typhoïde pour la ville entière ne peut pas permettre de révéler un groupement anormal de la maladie dans un quartier donné, de même l'établissement du tableau des cas éclatant dans la clientèle des laiteries peut ne pas toujours suffire à déceler dans cette clientèle une épidémie qui devrait cependant être attribuée au lait consommé ; c'est le cas notamment quand il s'agit de grandes compagnies laitières. Il faut évidemment chercher à remonter plus haut et c'est dans cette intention que Bolduan propose d'établir la liste des crèmeries chez lesquelles s'est fourni le malade dans les trois semaines qui ont précédé l'apparition de la maladie. Une telle liste n'a toutefois son utilité que dans les cas où le lait est vendu au détail par la crèmerie, sans avoir été mélangé à d'autres laits.

III. Renseignements à fournir sur chaque malade. — En attendant de remonter à la source de

l'épidémie, il est indispensable d'avoir des renseignements complets et circonstanciés sur chaque cas en
particulier. Il est surprenant, dit Bolduan, de constater
combien la personnalité de l'enquêteur détermine la
valeur des renseignements fournis. Aussi, estime-t-il
qu'il importe avant tout de confier les enquêtes à
un petit nombre d'inspecteurs, uniquement occupés
à ce travail, plutôt que de les partager entre un plus
grand nombre de personnes ayant d'autres fonctions.

Le groupement des malades par âges fournira d'intéressantes suggestions sur l'origine de l'infection. Nous
avons vu antérieurement que les épidémies d'origine
lactée étaient souvent caractérisées par la grande proportion d'enfants atteints.

*Il est très important de connaître les occupations du
malade afin de pouvoir prendre les mesures utiles contre
une extension de la maladie.* En confrontant la date de
l'apparition de la maladie et les occupations du malade
(garçon laitier trayeur), on peut trouver là l'explication
de cas qui ont apparu ultérieurement.

Un point qui appelle l'attention est celui qui a trait
à *l'emploi du lait comme boisson.*

Un grand nombre d'individus nieront avoir jamais
bu du lait cru et si c'est réellement le cas, on ne saurait
les classer, excepté comme cas secondaires, dans une
épidémie d'origine lactée. Retenons toutefois que beaucoup de personnes qui disent ne jamais boire de lait cru
à l'état pur, consomment le matin à leur petit déjeuner,
avec des gâteaux ou des fruits, du lait ou de la crème.

La connaissance du nom du laitier fournisseur est
également indispensable ; la raison en est évidente.

**IV. Classement des cas de fièvre typhoïde par
dates.** — Nous avons déjà, un peu plus haut, montré
la grande importance d'un pareil classement, mais il
ne paraît pas inutile d'y revenir, ainsi qu'on va le voir.

Dans son travail, Bolduan en faisant l'histoire d'une
épidémie, insiste sur plusieurs points intéressants.

En juin, les cas de fièvre typhoïde déclarés sont
isolés, peu nombreux ; puis, tout d'un coup à partir du
1er juillet, le nombre des cas augmente soudainement
et continue à se maintenir élevé pendant tout le mois
ainsi que dans une partie du mois d'août.

L'enquête a cependant démontré que les cas isolés
du mois de juin, tout comme ceux très groupés de
juillet, relèvent de la même origine, un lait infecté.

C'est que beaucoup ont l'habitude de reporter au
début du mois la déclaration de cas qui ont cependant
apparu antérieurement ; manière de faire fâcheuse
qui peut diriger l'enquête dans une direction erronée
touchant l'origine de la maladie. Il importe, nous
l'avons déjà dit, d'avoir des déclarations dignes de
foi, sur la date exacte de l'apparition des premiers
symptômes ; de leur examen, on peut conclure, de
déductions en déductions, sur la durée de la période
d'incubation.

A cette occasion, Bolduan fait une observation qui
mérite toute notre attention. Comme dans toutes les
autres infections, la période d'incubation varie avec
l'importance de la dose infectante, la virulence du
microbe spécifique et la résistance de l'organisme
envahi. Bolduan estime que *dans les épidémies d'origine lactée, l'incubation est plus courte que dans celles*

d'origine hydrique, parce que le lait constituant un excellent milieu pour la culture du *B. typhosus*, il est naturel de penser que le nombre de microbes spécifiques introduits dans l'organisme est beaucoup plus considérable dans ce cas que lorque c'est l'eau qui sert de véhicule.

Les plus petites incubations ont toujours été notées au cours d'épidémies d'origine lactée. Bolduan parle même d'une incubation de un ou deux jours.

Bolduan discute longuement cette question dans son travail, parce qu'elle est d'une très grande importance pour fixer la date de l'invasion de la maladie.

Il est bien de chercher à établir très exactement la date de l'apparition des premiers malaises; mais ce qui importerait bien davantage, ce serait de connaître le jour de l'entrée du *B. typhosus* dans l'organisme. Nous dirons même que, pour établir l'origine de l'épidémie, c'est cette date qui seule devrait compter. Malheureusement, elle nous échappe.

On ne peut que la fixer très approximativement en donnant à l'incubation une durée moyenne. Or, en matière d'épidémies typhoïdiques d'origine lactée, on peut être exposé à se tromper beaucoup en raisonnant ainsi, concluerons-nous après Bolduan.

Alors que l'infection d'un grand nombre de personnes aura été réalisée le même jour par du lait pollué, les cas de fièvre typhoïde en résultant pourront s'échelonner sur une période de temps assez longue, laissant croire jusqu'à un certain point qu'il s'agit de malades relevant d'infections distinctes.

La notion que, dans la fièvre typhoïde d'origine

lactée, l'incubation peut être courte est donc d'une grande importance. Elle permettra à l'enquête de ramener à une commune origine des cas qui paraissaient séparés *dans le temps.*

V. Causes purement locales. — Si le groupement des cas de fièvre typhoïde est limité à un quartier de la ville, il y a lieu d'incriminer une cause très localisée : dépôts d'ordures, infection d'une laiterie, etc.

Si plusieurs des malades consommaient du lait de même provenance, l'enquête doit être menée avec beaucoup de soins sur l'existence de toute affection fébrile parmi les personnes de la laiterie appelées à manipuler le lait, ou même seulement parmi les membres de la famille du laitier et les domestiques.

Nous disons bien : *toute affection fébrile,* car les cas de fièvre typhoïde anormaux, peut-on dire, ne sont pas rares. Que de cas de cette maladie sont diagnostiqués simple fièvre, grippe à forme intestinale et même malaria. Nous avons vu également que *souvent le malade n'est pas assez abattu pour cesser son travail, au cours duquel il lui est donc possible de contaminer la marchandise qu'il manipule.*

Il est important de faire l'histoire de tout cas de maladie qui a pu sévir dans le lieu (ferme, laiterie) qui est considéré comme le point de départ de l'épidémie, dans les trois ou quatre semaines qui ont précédé l'éclosion de celle-ci.

On doit même aller plus loin et *s'essayer à faire l'histoire des antécédents typhoïdiques du personnel afin de dépister les « porteurs de germes ».* Beaucoup de jaunisses et de calculs de la vésicule biliaire sont des reliquats d'une fièvre typhoïde antérieure. On pourra chercher avec profit chez les calculeux hépatiques des *semeurs* chroniques de fièvre typhoïde.

VI. Enquête sur l'origine du lait. — Le fait qu'au cours d'une épidémie de fièvre typhoïde beaucoup des malades, quelquefois tous, ont consommé un lait de même provenance est d'une importance capitale. Mais il est indispensable, pour que les conséquences qu'on en doive tirer au point de vue de la police sanitaire acquièrent toute leur plénitude, d'être fixé exactement sur l'origine de ce lait et le parcours qu'il a suivi avant d'arriver chez le consommateur.

Une enquête de ce genre est facile et féconde quand il n'est aucun intermédiaire entre le producteur et le consommateur, mais elle est hérissée de nombreuses difficultés quand des intermédiaires : centre de ramassage, laiterie centrale, débitants, s'interposent entre celui qui produit et celui qui consomme.

A New-York, quelle que soit la modalité de la vente du lait, chaque pot de lait doit porter une étiquette faisant mention de son origine; si le lait est livré en bouteilles, la Compagnie laitière doit pouvoir établir la route qu'il suit exactement.

Mais, si minutieuses que peuvent être les dispositions réglementées prises par les autorités sanitaires pour pouvoir connaître rapidement de l'origine et du devenir d'un lait suspect, on comprend aisément qu'elles ne peuvent tout prévoir. Les manières de faire du commerce du lait en grand avec les mélanges qu'il comporte fatalement, soit au centre de ramassage, soit à l'usine centrale, ne peuvent que rendre extrêmement difficile la marche d'une enquête du genre de celle dont nous parlons. Toutefois, il ne faut rien exagérer en cette matière ; avec de la perspicacité et de la diligence, après un examen minutieux et raisonné des circonstances, il nous apparaît comme toujours possible de dépister l'origine de la maladie.

On arrivera, de détail en détail, à la situer soit au magasin de vente, soit à la laiterie, soit enfin à la ferme.

En chacun de ces endroits, il restera à chercher de quelle manière le lait aura été infecté.

S'il n'y a pas de cas aigus de la maladie, il faudra trouver le « porteur de germes » probable. Cela fait, c'est l'examen des locaux qui devra retenir ensuite l'attention. Quelle est la nature de l'eau consommée ? D'où vient-elle ! A quoi sert-elle ? Comment peut-elle être polluée ?

Les réponses à de semblables questions fourniront à l'enquête des précisions probantes.

Pour résumer ce chapitre, nous dirons que si l'enquête succincte du début a montré qu'il y a toutes chances d'incriminer le lait comme cause d'une épidémie typhoïdique, on aura là un premier jalon duquel il sera facile de partir pour établir solidement, dans un sens ou dans l'autre, sa conviction. Nombreuses, en effet, sont les questions à se poser ; de la concordance de leurs réponses résultera un faisceau de preuves qui servira à établir la vérité.

CHAPITRE X

L'ANALYSE CHIMIQUE EN FACE
D'UN LAIT CONTENANT DU *B. TYPHOSUS*

Lorsqu'un lait contient des bacilles typhiques, il n'en résulte aucune modification appréciable dans son aspect et sa composition. Objectivement, il ne paraît pas altéré alors qu'il peut être, à bon droit, considéré comme une culture de *B. typhosus*.

On ne saurait donc recourir ici à l'analyse chimique pour fixer l'importance et l'étendue du dommage qui résulterait de sa consommation.

En pouvait-il être autrement? Nous ne le pensons pas et nous allons en donner les raisons[143].

L'analyse courante du lait ne vise, à l'heure présente, il importe de le répéter, que les constituants *massifs* de cet aliment ; elle est des plus grossière et croit avoir tout dit — ou du moins beaucoup se contentent de ce qu'elle dit — quand elle a donné le taux de la matière grasse, du lactose, de la caséine et des

(143) Ch. Porcher, Une question d'hygiène sociale : la question du lait. Examen d'ensemble *(Biologie Médicale*, mars 1911). — Rapport sur l'hygiène du lait *(Soc. de Méd. Publ. et de Génie Sanit., IIIe Réunion Sanit. Provinc.*, 1911).

cendres. Elle passe, en raison de l'insuffisance de nos procédés de recherches, à côté d'éléments importants, et l'on peut dire alors que la chimie n'est pas à même de nous garantir la consommation d'un lait impeccable. Elle fait, en quelque sorte, faillite aux engagements qu'autrefois on pouvait se croire en droit de prendre en son nom ; elle ne pourra nous dire si un lait contient ou non le *B. typhosus*, ce qui est tout à fait compréhensible, les méthodes bactériologiques étant d'une tout autre nature que les méthodes chimiques.

Il ne faut pas se placer sur le terrain de l'analyse chimique dans l'appréciation hygiénique d'un lait.

Les conclusions de l'analyse chimique sont incomplètes et trompeuses ; elles nous procurent une fausse sécurité, et c'est pour s'y être fié quelquefois qu'on est arrivé à des résultats déplorables.

Que peut, en effet, nous dire l'analyse chimique lorsqu'il s'agit de la tuberculose, de la fièvre méditerranéenne ou de la fièvre typhoïde? Très peu de choses, pour ne pas dire rien.

Dans la tuberculose, la glande mammaire, en l'absence de lésions macroscopiques, sert souvent, d'émonctoire, en quelque sorte, au bacille tuberculeux et comme la tuberculose est très répandue dans l'espèce bovine comme dans l'espèce humaine, on voit que la contamination tuberculeuse est toujours à craindre et qu'il est difficile d'échapper à l'infection qui en résulte. Aussi, n'y échappons-nous pas; il nous reste à nous défendre, bien ou mal, contre l'ennemi qui a tant d'occasions et des occasions si souvent renouvelées d'envahir la place, c'est-à-dire notre organisme.

Un lait tuberculeux pourra très bien répondre, par sa composition chimique, aux moyennes légales. Il sera donc pur *chimiquement*, mais il ne sera pas pur *hygiéniquement*.

Ne savons-nous pas également que la fièvre méditerranéenne, qui est transmise à l'homme dans la presque totalité des cas par la consommation d'un lait de chèvre mélitococcique, ne retentit que fort rarement — et dans ce cas, très passagèrement — sur la composition chimique de ce lait [144] ?

Supposons pour un instant que bien avant les recherches de la Commission anglaise qui élucida l'étiologie circonstancielle de la fièvre de Malte, on ait eu la pensée d'incriminer la chèvre et, avec elle, son lait, dans la propagation de cette maladie. On aurait, sans nul doute, consulté le laboratoire de chimie ; sa réponse eût été négative et en jugeant le lait *chimiquement bon*, il aurait *ipso facto*, en raison des idées du moment, autorisé la consommation d'un lait *microbiologiquement mauvais*.

Rappelons également ici, à propos de la fièvre typhoïde, ce qui s'est passé à Couterne, dans l'Orne, il y a quelques années, car les faits sont évidemment très suggestifs ; leur filiation est, du reste, facile à établir.

Autour d'un puits de ferme, on trouve une fosse à purin, et un tas de fumier et de détritus de toutes

(144) Porcher (Ch.) et Godard (L.), *le lait et la fièvre méditerranéenne* Asselin et Houzeau, éditeurs, Paris, 1916.

sortes. *La fermière, atteinte d'une fièvre typhoïde bénigne, qui l'empêchait à peine de vaquer à ses occupations, y déversait journellement ses déjections.* Voilà donc une personne très contagifère qui va semer la mort autour d'elle.

A la suite d'un orage épouvantable, le puits est largement infecté. Les eaux servant au lavage des pots à lait, peut-être même au mouillage frauduleux de celui-ci, deviennent la cause d'une *épidémie de fièvre typhoïde qui frappa exclusivement les buveurs de lait de la ferme en question :* 6o cas sont observés et la mortalité est assez forte. Couterne est devenue un centre d'irradiation de la fièvre typhoïde déversée sur Paris, Evreux, la Bretagne, par des personnes qui étaient venues se reposer dans ce petit coin de Normandie et boire du lait cru.

La presse quotidienne s'empara de l'affaire. On parla d' « empoisonnement » par le lait, et on insista sur la nécessité de s'en rapporter aux résultats de l'analyse.

Le laboratoire consulté ne put conclure comme il aurait fallu, car il est bien évident que, dans ce cas, l'analyse chimique ne pouvait fournir aucun renseignement. Il déclara que le lait avait été mouillé et des poursuites furent engagées, dont nous examinerons ultérieurement les résultats. *Mais le lait de Couterne aurait pu ne pas être mouillé et être trouvé bon, très bon même, au point de vue chimique, qu'il n'en aurait pas moins été un aliment dangereux.*

Pour le lait de Couterne — et nous en pourrions dire autant de tous les laits qui ont semé la fièvre typhoïde au cours des épidémies que nous avons examinées dans ce travail — l'analyse bactériologique aurait dû se superposer à l'examen chimique, car elle seule pouvait donner la raison efficiente de l'épidémie par la constatation de la bactérie spécifique dans le lait. Nous rappellerons, toutefois, qu'il s'agit là d'une opération délicate ; ensuite, il faut bien reconnaître que le résultat — eût-il été positif — en venant après la déplorable constatation d'une épidémie très meurtrière de fièvre typhoïde, ne pouvait comporter de sanction très efficace. Dans le cas dont il s'agit, en effet, le puits, cause de tout le mal, fut fermé — c'était la mesure qu'il eût fallu prendre avant l'éclosion de l'épidémie — avant que le laboratoire consulté n'ait répondu.

Au lait d'une vache tuberculeuse, l'animal pouvant avoir les apparences d'une bonne santé, au lait infectant d'une chèvre mélitococcique qui, elle aussi, ne paraît nullement malade, et *au lait chimiquement pur chargé de bacilles typhiques*, nous trouvons un caractère commun : *le danger qui résultera de leur consommation réside surtout dans l'insidieux de la contamination.* Dans les trois cas, le lait a, en effet, toutes les apparences d'un bon lait, chimiquement parlant.

Dans de telles conditions, pourquoi, comment le soupçonner d'être infectant ?

L'analyse chimique du lait, nous ne saurions nous lasser de le répéter, car la question est d'une importance majeure, est loin d'être tout dans le contrôle du lait, contrôle tout court, contrôle sans qualificatif.

C'est même peu de chose, puisqu'un lait qualifié

bon, très bon même par le laboratoire de chimie, peut très bien présenter, ainsi que nous le savons, des dangers au point de vue hygiénique. Si, d'un côté, les limites de l'analyse chimique du lait ne sauraient être inflexibles et si le pur chimiste ne sait pas suffisamment que leurs fluctuations sont sous la dépendance d'un grand nombre de facteurs, dont les principaux sont l'alimentation et surtout la race, il ne faut pas ignorer, dans le sens opposé, qu'un lait pourra se tenir dans les limites de la pureté telle qu'elle est qualifiée par l'analyse chimique et *cependant être souillé de germes pathogènes qui n'altèrent pourtant en rien, par leur présence, l'aspect extérieur du lait et ses qualités purement nutritives.* Ce lait est cependant dangereux et que de plus frappants exemples en donner que ceux qui nous sont offerts par les nombreuses épidémies de fièvre typhoïde dues au lait.

La fameuse charte sur la répression de la fraude, la loi du 1er août 1905, ne peut donc suffire à assurer au public la consommation d'un bon lait. Elle est ici inopérante.

Ce n'est pas parce qu'un inspecteur des fraudes poursuivra le fraudeur avec la dernière énergie, que du même coup nous verrons s'évanouir tous les dangers que peut faire courir le lait malpropre.

Et ce que nous entendons ici par lait malpropre, ce n'est pas un lait qui, au premier aspect, est répugnant ; certes non, et comme le lait propre, il peut être très engageant, mais il se distingue de celui-ci par les conditions dans lesquelles il est récolté et manipulé et qui en font une *véritable culture microbienne.*

Est-ce qu'il n'était pas très engageant le lait vendu au Havre par les pharmaciens, le lait qui était livré à Cassel par la *laiterie sanitaire* de cette ville? L'un et l'autre semèrent cependant la fièvre typhoïde.

Est-ce qu'il n'était pas également très engageant le lait que le chevrier distribuait à ses clients sur la voie publique en le trayant devant eux à Saint-Girons, puis à Foix? Il répandit cependant la fièvre méditerranéenne chez l'homme dans ces deux villes de l'Ariège.

Il est cependant, entre ces deux cas, une différence qu'il importe de marquer dès à présent.

Le lait de chèvre mélitococcique est généralement consommé peu après la traite, c'est-à-dire dans des conditions où le développement microbien d'origine externe, quel que soit le manque de soins apportés par le trayeur, est négligeable, sinon nul. Si le lait est infecté, c'est parce qu'il provient d'un animal qui est lui-même malade, et dont la secrétion mammaire *avant sa sortie de la glande* est une véritable culture de *M. melitensis*.

Dans le cas de la fièvre typhoïde, au contraire, pour que le lait soit spécifiquement infecté, soit considéré comme une culture de *B. typhosus*, il faut qu'*après sa sortie de la glande mammaire*, il soit souillé par des matières qui convoient le B. typhique. Dans un cas comme dans l'autre, le lait est *malpropre* au sens strictement hygiénique du mot, *dangereux*, mais tandis que pour la fièvre typhoïde, la pollution du lait venant *après la traite*, est d'origine *extra*, pour la fièvre méditerranéenne, elle existe *avant* la traite, elle est d'origine *intus*.

On peut dire encore que la fièvre méditerranéenne est d'*origine animale*, tandis que la fièvre typhoïde est d'*origine humaine*.

Cette profonde différence devrait se retrouver dans dans la nature des moyens prophylactiques à préconiser pour combattre la transmission à l'homme, par le lait, de l'une et de l'autre de ces maladies ; mais à la vérité, les mesures qu'il convient de prendre sont d'un ordre général tel qu'elles sont d'application à l'un et l'autre cas, ainsi que nous le verrons.

Toutes ces observations nous amènent à jeter un coup d'œil sur ce qu'on pourrait appeler le développement historique de l'analyse du lait.

Pour le lait, comme pour l'eau d'ailleurs, il est possible d'y distinguer trois périodes qui sont par ordre de succession : la période organoleptique, la période chimique et la période microbienne ou hygiénique.

Dans la première, l'organoleptique, on s'en remet uniquement aux sensations que nous fournissent la vue, l'odorat, le goût, pour reconnaître si un lait est bon ou mauvais.

Si insuffisant que soit ce moyen d'appréciation du lait, il faut toutefois reconnaître qu'il est susceptible de rendre de grands services, lorsque l'éducation des sens est affinée par une pratique assez longue. Les dégustateurs qu'emploient les Sociétés laitières de Copenhague arrivent à posséder une grande acuité du sens du goût, et arrêtent ainsi tout au début et, comme on le voit, de la façon la plus simple, des laits qu'ultérieurement l'analyse, chimique ou microbienne, trouve, en effet, défectueux : laits savonneux, laits à goût de navet, laits à fermentation lactique débutante, etc. Mais ils laisseront passer un lait qui contient du *B. typhosus*.

Le dégustateur opère vis-à-vis du lait tout comme l'inspecteur des viandes à l'abattoir. Ses moyens d'investigation ne diffèrent guère de ceux que ce dernier possède, et force lui est de recourir, dans la majorité des cas, pour être précis, à l'analyse chimique ou microbienne.

La chimie, c'est la seconde période, vient donc en aide aux sens insuffisants. Mais, bien que l'analyse chimique soit d'une utilité incontestable, bien qu'elle puisse être généralement à même de nous renseigner sur la nature et la grandeur des fraudes qui sont opérées sur le lait, il est des cas où les indications qu'elle fournit ont besoin d'être complétées par les investigations de la microbiologie.

L'analyse chimique vient à la fin de la carrière commerciale du lait, lors de la vente. A ce moment, le contrôle devrait être essentiellement rapide, car les laboratoires officiels ne sauraient agir très efficacement dans la répression des fraudes du lait, tant du moins que le commerce de cet aliment ne se sera pas modifié.

L'éparpillement de la matière première, la multiplicité des mains par lesquelles elle passe, son altérabilité qui fait que la consommation suit le plus souvent et de très près la vente, tout cela contribue à éloigner le lait des autres denrées alimentaires, vins, huiles, farines, chocolats, sirops, qui en raison de leur conservabilité plus grande sont justiciables de l'enquête, quelquefois longue, pratiquée au laboratoire selon les indications des méthodes chimiques.

Ici, le résultat de l'analyse arrive lorsque le lait est déjà consommé ; le mal peut être fait.

D'ailleurs est-il possible d'établir la moindre assimilation entre les denrées dont il vient d'être question et le lait ? Nullement. Que le vin soit coupé ou qu'on vous vende un cru pour un autre, que sous le nom d'huile d'olives on vous donne une autre huile alimentaire, que le sirop que vous achetez soit à base de glucose au lieu d'être à base de saccharose, où trouver dans ces manœuvres condamnables la *source d'un dommage pour la santé du consommateur ?* La fraude, ici, ne fait que léser le porte-monnaie ; il y a un abus de confiance traduisible exactement en espèces sonnantes. Mais pour le lait, il en va tout autrement.

Certes, le laboratoire peut déceler la fraude grossière par écrémage ou par mouillage, *mais il se montre impuissant dès qu'il s'agit de remonter aux qualités hygiéniques du lait*, lesquelles, à notre avis, sont les qualités essentielles. C'est que le lait, après tout, n'a jamais été pris pour un aliment exclusif, et aujourd'hui sa valeur bromatologique n'est plus discutée au point d'attacher une importance primordiale à sa plus ou moins grande richesse en graisse, caséine ou lactose ; ce que l'on recherche en lui, c'est sa grande digestibilité et son *innocuité microbienne*.

La valeur indicative de l'analyse ne doit pas être restreinte aux résultats purement chimiques qu'elle fournit ; la signification de ces derniers dépasse de beaucoup l'acception trop étroitement commerciale qu'on voudrait leur donner et l'hygiéniste, avec raison, la fait déborder sur le terrain qui est plus particulièrement le sien.

Si celui qui fraude le vin n'est qu'un voleur

Si le laboratoire décèle la présence d'un conser-
vateur, il dira que des recherches du chimiste il faut
tirer cette conclusion qu'elles sont là, moins pour nous
dire que le lait avait été additionné de tel ou tel anti-
septique ou de bicarbonate de sodium, que pour nous
signifier que si le lait a été adultéré, c'est parce qu'il
était nécessaire qu'il le fût; c'était, en effet, un lait très
ensemencé et il devenait indispensable de masquer le
haut degré de son développement microbien.

Si le laboratoire accuse un mouillage, l'hygiéniste
devra condamner cette fraude, moins pour la diminution du taux des éléments nutritifs du lait qu'elle
entraîne que pour le danger qu'elle peut créer en
réalisant une contamination, toujours possible, par le
bacille typhique.

Au point de vue du droit, un esprit subtil fera sans
doute une distinction entre un lait chimiquement pur
qu'un « porteur de germes » ignorant et malpropre a
ensemencé, et un lait mouillé par addition d'une eau
contenant des bacilles typhiques. Mais au point de
vue des résultats, il n'en est aucune. Dans un cas
comme dans l'autre, la maladie, puis la mort, peuvent
suivre la consommation du lait.

Dans le premier cas, dira-t-on, c'est inconsciemment
que le mal a été fait, mais en doit-il résulter pour cela
que la notion de responsabilité disparaisse? Serait-il
donc impunément permis d'attenter à la vie de son
semblable à l'abri de l'ignorance?

lui qui fraude le lait est un criminel.

Considérée au point de vue moral, l'analogie est complète. Il est défendu de voler, — mouiller son lait est un vol — mais ne serait-il donc pas défendu de tuer, si l'on y met les formes? Comme on voit ainsi que la morale aurait souvent besoin de mettre l'hygiène à sa base!

En raison des idées courantes, plus lourde évidemment apparaît la responsabilité du fraudeur, de l'individu conscient, avide de réaliser des bénéfices au détriment de la santé de ses semblables.

Le mot, à certains, paraîtra gros, mais cependant nous n'hésitons pas à l'écrire, un tel personnage peut être un criminel. Ce dont il faut lui en vouloir, ce n'est pas tant de mouiller son lait que de le faire avec une eau trop souvent quelconque, qui peut être malpropre et chargée de germes infectants. Cette dernière inculpation lui échappe, dans l'ignorance où il est de la portée de son geste, mais est-ce une raison pour ne pas la laisser peser sur lui?

Aussi, nous estimons que les Tribunaux sont à côté de la question quand ils condamnent un fraudeur qui a mouillé son lait uniquement en raison de la diminution de la valeur nutritive que cet aliment a subie du fait de la fraude.

Il serait conforme à l'équité de donner à la condamnation une base hygiénique et nous avons l'espoir que, dans ce travail, les magistrats sauront trouver tous les arguments indispensables pour donner aux considérants de leur sentence la force probante nécessaire.

Qu'importe au fond le taux du mouillage ? N'avons-nous pas vu qu'il suffisait de quelques gouttes d'eau polluée pour faire du lait qui les a reçues, avec l'aide des circonstances, une température favorable notamment, une véritable culture de *B. typhosus?*

Les griefs que nous avons adressés tout à l'heure à l'analyse chimique sur la lenteur de ses investigations et sur ce fait capital que son résultat arrive toujours, trop tard, nous pourrions tout aussi bien les adresser à l'analyse microbienne qui fournit ses résultats encore plus tardivement que l'analyse chimique.

Dans un cas comme dans l'autre, l'analyse, tant chimique que microbienne, nous fait donc l'effet d'un pur constat d'huissier; elle signale des faits fâcheux tout en se montrant dans l'impossibilité d'en empêcher le retour. *Il en sera ainsi de toutes les épidémies d'origine lactée, tant qu'on n'aura pas dressé pour le lait un statut spécial que réclament son importance alimentaire tous les jours croissante, sa nature chimique qui le rend si altérable, sa souillure microbienne aux suites parfois si graves. Jusqu'à ce moment, le lait coupable sera toujours examiné au point de vue chimique, alors que ses méfaits microbiens ne se compteront plus.*

Qu'en faut-il immédiatement conclure?

C'est que le contrôle du lait doit s'étendre à toutes les étapes de la route que cet aliment doit suivre pour se rendre du lieu de production chez le consommateur.

C'est parce que la nécessité de ce contrôle a été

méconnue par ceux qui auraient dû y penser que l'épidémie du Havre a éclaté.

Cette épidémie, si riche en enseignements, en comporte un autre, sur lequel c'est le moment d'insister[145].

Le lait du Havre *sortait d'une ferme modèle* ou du moins qualifiée telle.

Le lait consommé dans les villes étant trop souvent défectueux, les pharmaciens du Havre, sur la demande tant de médecins que de clients, avaient fondé une association pour la vente d'un lait *pur* et *contrôlé* qui portait le nom de *Lait des Pharmaciens*.

Nous ne saurions trop approuver cette initiative qui était infiniment louable. Le syndicat des pharmaciens tentait de réaliser ce qui nous paraît irréalisable par la seule intervention des Pouvoirs publics : donner pour un prix modique (o fr. 40 le litre) un lait qui fût bon.

Malheureusement, la façon de résoudre la question fut envisagée sous un jour qui, à notre avis, n'est pas le vrai ; il y eut en quelque sorte faux départ, parce que la base de l'intervention des pharmaciens fut surtout *chimique*, alors qu'elle aurait dû être *en outre hygiénique*.

Voici d'après le président du syndicat des pharmaciens lui-même les garanties dont s'étaient entourés les pharmaciens avant de se livrer à la vente du lait*.

---

(145) Porcher (Ch.) et Dreyfuss (A.), le lait et la fièvre typhoïde *(Soc. méd. des Hôp. de Lyon*, 18 novembre 1913; *Lyon Médical*, décembre 1913).

(*) *Bulletin mensuel de la Fédération des Syndicats pharmaceutiques de l'Est*, n° 7, septembre 1913; p. 201.

Lorsque cette proposition (de vendre du lait) nous fut faite et son exécution décidée, nous prélevâmes, à titre de renseignement, des échantillons de lait un peu partout; les analyses que nous en fîmes attestèrent que le lait de M C..., que nous ne connaissions pas plus qu'un autre, présentait, au point de vue de la richesse en matière grasse, des garanties absolument indéniables.

Plusieurs de nos confrères se rendirent, à l'issue de cette constatation, chez M. C..., pour examiner la tenue de la ferme et l'aspect du bétail. Leurs conclusions furent que, dans son ensemble, l'exploitation se rapprochait sensiblement de tout ce que l'hygiène pouvait normalement exiger.

Pour répondre encore à de nouvelles garanties et satisfaire aux exigences de la thérapeutique moderne, nous exigeâmes de M. C... qu'il fît subir à toutes ses vaches l'épreuve de la tuberculine, de façon à éviter de mettre en vente un lait provenant de vaches tuberculeuses.

M. C... accueillit avec faveur notre façon de voir et nous produisit quelque temps après le certificat d'un vétérinaire de Montivilliers qui nous rassurait pleinement sur les craintes que nous pouvions entrevoir de ce côté-là.

Un contrat ayant été passé ensuite avec M. C..., il y fut indiqué que le lait livré serait revêtu d'un cachet d'origine et qu'il subirait toutes les semaines et à des jours qu'il nous conviendrait de fixer, sans qu'il en soit prévenu, une analyse relatant si le lait est pur, exempt de tout mélange, et indiquant sa teneur en beurre.

Or, toutes les analyses faites accusent une proportion variant avec les époques de l'année, de 38 à 45 grammes de beurre par litre. C'est dire que le lait présente des garanties indiscutables justifiant le prix de o fr. 4o auquel il est cédé au public.

On voit ainsi qu'en raison des idées actuelles du plus grand nombre, idées qui font dépendre la qualité du lait de sa richesse en matière grasse, les pharma-

ciens avaient tout lieu de se rassurer. M. le Dr Ott le dit lui-même : « ... la ferme dont il s'agit et qui, par une ignorance vraiment inexplicable avait porté le deuil dans tant de familles, était certainement une des mieux tenues qu'il m'ait été donné de visiter. Le fermier, homme intelligent, au courant de toutes les nouveautés concernant la question du lait et prêt à tenter toutes les innovations devant l'amener à donner à sa clientèle du lait propre, pur et sain, n'aurait reculé devant aucune dépense pour atteindre son but. »

Ajoutez à cela la tuberculination, les analyses fréquentes et le cachet de garantie. Les revendeurs pouvaient donc se croire à couvert ; il a fallu une sérieuse épidémie de fièvre typhoïde transmise par leur lait pour les détromper et conséquemment les faire se détourner de la voie dans laquelle ils s'étaient engagés.

C'est que la grande erreur dans laquelle ils étaient tombés, dans laquelle on tombe trop facilement dans certains milieux dont leur éducation scientifique devrait cependant les garder, est de confondre ces deux points, nous ne dirons pas disparates, mais de significations, d'orientations toutes différentes : *la pureté chimique* et la *pureté microbienne*, c'est-à-dire la *richesse* et la *propreté ;* celle-là, la pureté chimique, la richesse, touche à des questions de plus ou de moins dans le taux des principes du lait, et elle est, par suite, d'aspect purement quantitatif ; celle-ci, la pureté microbienne, la propreté, est non seulement liée à des questions de plus ou de moins dans le nombre des microbes par centimètre cube, mais elle l'est également à la *qualité* de ces derniers.

Il est donc infiniment regrettable que le contrôle des pharmaciens qui s'exerçait régulièrement sur la *richesse* du lait ne se soit pas tourné *également* — nous n'osons dire *plutôt* — du côté de la *propreté*.

C'est là que gît l'erreur initiale, et cette dernière éclate singulièrement aux yeux, quand on lit sous la plume du président du syndicat :

Ces précautions prises (tuberculination, analyses, cachet de garantie), *une analyse microbiologique ne pouvait avoir sa raison d'être qu'autant que le lait aurait été reconnu de qualité douteuse, et ce n'est pas le cas lorsque, comme je viens de l'indiquer, ce lait contient une moyenne de plus de 40 grammes de beurre.* »

On confondait donc ici des choses qui auraient dû être parfaitement distinguées ; certes, le lait en question n'était pas de qualité douteuse au point de vue chimique, mais il l'était tout à fait au point de vue microbien, car s'il était *riche*, il n'en était pas moins *infectant ;* 53 cas de fièvre typhoïde en sont malheureusement la preuve irrécusable.

L'initiative des pharmaciens du Havre aurait été tout à fait heureuse si le contrôle du lait qu'ils revendaient avait été complet, avait été ce qu'il devait être, hygiénique pour commencer. A ce dernier point de vue, il ne l'a été que partiellement, puisqu'il s'est limité à l'examen de la femelle laitière avec l'emploi de la tuberculine pour éliminer toute bête tuberculeuse.

Il a passé, ce contrôle, à côté de l'examen des bâtiments et de leurs dispositions dans ce qu'il a de minutieux, l'origine de l'eau par exemple, le sort des eaux résiduaires ; bref, comme dit M. le Dr Ott, « il n'a pas porté là où il aurait fallu qu'il portât. »

N'envisageant ici la question que de très haut, en laissant de côté tout des personnalités que nous ignorons d'ailleurs, qu'on veuille bien nous permettre de juger les faits avec toute la liberté d'appréciation indispensable.

Nous répéterons que l'initiative du Syndicat des pharmaciens était bonne en soi, et si l'expérience que ceux-ci ont tentée a été malheureuse, rien ne pourrait les empêcher de la reprendre sur de nouvelles bases.

Certains pharmaciens ont voulu, prenant exemple des incidents du Havre, conseiller à leurs confrères de ne jamais s'occuper de la vente du lait, sous prétexte que c'était trop aléatoire ; une telle opinion nous semble erronée.

Il ne faut pas exagérer ces aléas de la question, car ils se réduisent à bien peu de chose si l'on ne néglige aucune des précautions indispensables. Nous ne devons avoir qu'un souci, celui de procurer au consommateur un lait qui soit réellement *bon* et *propre*, et, pour y satisfaire, nous sommes dans la nécessité de faire appel à toutes les organisations susceptibles de nous inspirer confiance. Qu'il s'y superpose un côté commercial, c'est inévitable, et rien n'est d'ailleurs possible sans lui ; mais ceci ne nous regarde que dans la mesure où l'intérêt général est appelé à s'accorder avec le côté économique de la question.

Nous trouvions au Havre plusieurs des facteurs nécessaires pour assurer au consommateur la possession d'un bon lait.

Au Havre, nous avions, selon M. le Dr Ott, un producteur intelligent et de bonne volonté, disposé à faire tout ce qu'on lui demanderait de raisonnable, et un contrôle. La seule réserve à faire touchant celui-ci, en dehors de ce qu'il présentait d'incomplet, c'est qu'il n'était assuré que par les seuls pharmaciens. Combien il nous apparaît regrettable, dirons-nous, qu'une Commission comprenant à côté des pharmaciens, des médecins, des vétérinaires, des agronomes et des architectes, n'ait pas fonctionné ici.

Lors de la visite de la laiterie, l'attention d'une telle Commission n'aurait pas manqué de se porter sur des points qui ont été délaissés par le contrôle des pharmaciens et ainsi on aurait pu s'assurer le maximum de chances pour éviter toute contamination possible du lait à l'origine.

La morale de ce que nous venons de dire est donc que le contrôle à la ferme est à la base de tout l'édifice hygiénique en matière de lait. Il s'impose, et tout esprit non buté reconnaîtra que seul peut être efficace le contrôle hygiénique de la production du lait, *contrôle à allure préventive*, qui viserait toutes les circonstances de la production.

Si l'on veut bien dépouiller à nouveau l'histoire des épidémies typhoïdiques, d'origine lactée dont il a été donné quelques détails dans ce travail, nous voyons, que dans la presque totalité des cas, comme au Havre, le lait infectant a été pollué au lieu de production même, à la ferme, tantôt directement par un « porteur de germes », tantôt indirectement par les eaux d'un puits qui, elles-mêmes, avaient été contaminées par des infiltrations spécifiques.

Ce simple rappel nous montre que l'attention du contrôle devra se porter aussi bien sur le personnel appelé à prendre contact avec le lait, de quelque manière que ce soit, que sur les agencements de la ferme, dont les défectuosités pourront toujours amener une contamination du lait à un moment donné.

La question du bon lait — *et qui dit bon lait dit avant tout lait propre* — étant toujours dominée, sous ses aspects les plus divers, par la question *ferment*, un lait pur, un bon lait, n'est plus seulement celui qui, par sa composition, répond aux moyennes réglementaires, mais c'est surtout celui qui n'est pas ensemencé de germes nocifs, et comme *la pureté du lait ne veut pas dire purification ultérieure d'un lait antérieurement malpropre, mais, bien au contraire, pureté dès l'origine*, il s'en suit, une fois de plus, que le contrôle du lait doit revêtir une allure préventive.

Or, ni l'analyse microbienne, ni l'analyse chimique, nous l'avons dit, n'ont de sanctions efficaces lorsqu'elles s'adressent à un lait en train de circuler; après qu'il a été procédé au prélèvement des échantillons, le reste du lait continue sa route et se rend chez le consommateur.

Mais, du moins, l'introduction des méthodes du laboratoire de microbiologie sur le terrain du lait a-t-elle eu cet avantage précieux, inestimable, d'attirer l'attention sur les *souillures dont le lait peut être l'objet déjà à la ferme, avant même qu'il ne soit trait*, lorsqu'il s'agit de tuberculose ou de fièvre méditerranéenne, *après la traite*, *lorsqu'il s'agit de fièvre typhoïde*, et de montrer que c'est vers le contrôle de la production que doivent porter les efforts de ceux qui veulent garantir à la consommation un lait exempt de reproches.

Qu'entend-on par les *bonnes conditions de la production du lait?* Cette expression pourrait, en ce qui concerne la fièvre typhoïde, se limiter à la parfaite santé du personnel chargé des soins de la vacherie et de la laiterie, à l'élimination, de ce personnel, de tout « porteur de germes. »

C'est juste, mais nous ferons remarquer que l'œuvre à accomplir est très embrassante, et s'il fallait la restreindre comme il vient d'être dit, on risquerait fort de la rendre stérile, car tout se tient dans un pareil domaine, et les améliorations que l'on cherche à obtenir dans une direction donnée n'ont leur plein effet que si elles s'accompagnent d'améliorations parallèles visant d'autres points de l'exploitation laitière.

Le contrôle de la production du lait doit donc être établi sur une base très large.

Il s'intéressera d'abord à la santé de l'animal, puis à celle du trayeur, à celle de la fille de ferme chargée de manipuler le lait, le mettre en pots et en bouteilles.

Il portera sur l'agencement de l'étable et de la laiterie.

Il s'assurera de l'origine de l'eau destinée tant à la boisson des animaux qu'au nettoyage du matériel de laiterie; il veillera à ce que toute contamination de cette eau par des détritus humains ou animaux ne puisse avoir lieu, etc.

C'est donc à la *source* du lait que la surveillance de cet aliment doit surtout s'exercer et tout, dans ce travail, a contribué à mettre en relief l'importance et la signification de ce contrôle du début.

Il y a quelques années, à la Chambre, la question du lait a donné lieu à un débat intéressant dans lequel, une fois de plus malheureusement, certains de nos législateurs ont fait preuve d'une parfaite incompétence. Surveiller le lait à Paris, a-t-on dit, c'est bien, mais cela suffit, car à quoi bon exercer cette surveillance dans les fermes.

Raisonner ainsi, c'est faire montre, nous semble-t-il d'une méconnaissance absolue des intérêts primordiaux de l'hygiène, c'est prendre la question à rebours, car jamais le contrôle du lait à la fin de sa carrière commerciale ne nous permettra de préjuger de sa qualité au point de départ.

Au nom de l'hygiène, on a le droit de pénétrer dans les logements insalubres et de demander les améliorations indispensables, mais rien n'a été fait encore, en dehors des maladies contagieuses, en ce qui concerne les étables insalubres, que cette insalubrité soit le fait d'une mauvaise hygiène de l'habitation ou *qu'elle résulte de la présence d'animaux ou d'hommes contagiféres*. La distinction n'est, cependant, pas capitale. Elle n'existe même pas, dirons-nous.

Ce qui a semblé effaroucher nos législateurs, lorsqu'on est venu leur parler de contrôler la production du lait, c'est évidemment l'appareil qui envelopperait une telle inspection. « Si d'aventure, a dit l'un d'eux, un contrôleur officiel met le pied dans une ferme, il la rend suspecte ; dès le lendemain de sa visite, le cultivateur est traité comme un homme dont on ne peut plus acheter les produits en sécurité. » Il y a là, croyons-nous, beaucoup d'exagération, car, dès l'instant où toutes les fermes seraient inspectées, aucune d'elles ne deviendrait plus particulièrement suspecte ; là, où tout le monde peut être soupçonné, personne ne l'est plus particulièrement qu'un autre et l'on sait bien aujourd'hui que lorsqu'un inspecteur des fraudes vient faire un prélèvement dans un magasin de denrées alimentaires, cela n'implique nullement que les marchandises qu'il emporte aux fins d'analyse soient nécessairement fraudées.

Et puis, dès l'instant où c'est à la ferme qu'est la source du mal, il est indispensable de s'y rendre, au nom de l'intérêt public, pour prendre les mesures nécessaires.

Le raisonnement tenu au Parlement manquait vraiment de logique et témoignait d'une méconnaissance absolue de la philosophie scientifique et économique de la question.

Pour certains de nos représentants — c'est la conclusion que l'on peut tirer de leurs conceptions — il est permis aux cultivateurs producteurs de lait, dont la ferme est tenue d'une façon déplorable ou habitée par des animaux ou des individus infectants, de donner la fièvre typhoïde ou la fièvre méditerranéenne à leurs clients qui consomment du lait cru, mais il serait interdit à un laitier de vendre, même en en spécifiant la nature, du lait mouillé avec de l'eau propre ou du lait partiellement écrémé à la centrifuge. Où se trouve cependant le lait dangereux ?

Ce n'est pas violer la propriété, pour rester dans l'esprit de la discussion de la Chambre, que d'entrer chez un crémier pour prélever un échantillon de son lait destiné à être analysé, la loi et son règlement d'administration ayant au surplus prévu les formes à employer; mais on viole la propriété dès l'instant où l'on veut pénétrer dans une ferme mal tenue ou qui loge des animaux ou des hommes malades, afin de s'assurer si l'on ne se trouvera pas exposé à boire un lait qui vous rendra, à votre tour, malade un jour ou l'autre, à la suite d'une contamination toujours possible, sans cesse menaçante. Avouons qu'il y a là une distinction par trop subtile.

Dès l'instant où vous faites commerce d'une denrée susceptible d'être fraudée, votre domicile peut être visité à tout moment par les agents désignés pour faire des prélèvements, en vertu d'un pouvoir dévolu à ces derniers par la loi sur les fraudes; mais le vétérinaire n'a pas le droit de pénétrer dans une ferme, sans que l'étable ait été, au préalable, déclarée infectée. La loi sur la police sanitaire est l'unique *Deus ex machina* qu lui permette, et pour un objet bien précisé, les seules maladies contagieuses comprises dans cette loi, d'entrer dans la ferme.

Les services médicaux de l'hygiène n'interviendront également que lorsque la ferme aura essaimé la fièvre typhoïde de ci, de là, à un tel point qu'elle aura fini par attirer l'attention des pouvoirs publics en raison de la multiplicité des cas dont elle est à l'origine.

Médecin et vétérinaire arriveront toujours trop tard.

La visite du vétérinaire sanitaire ne devrait pas se restreindre au seul examen des animaux de l'étable.

Nous avons tracé plus haut, en quelques lignes, l'étendue que sa mission doit avoir pour qu'elle soit féconde; nous verrons dans un prochain chapitre comment il peut la remplir de concert avec le médecin.

Le vétérinaire, armé ou non, des moyens dont dispose l'arsenal des lois et règlements, en appelant l'attention du producteur sur toutes les circonstances qui peuvent faciliter la contamination de l'homme, remplit un rôle extrêmement utile. Il est un agent important au service de l'hygiène générale; sa fonction grandit en utilité et en prestige, car il est devenu comme un médecin de l'homme de l'ordre préventif, situation somme toute très enviable, car la méthode préventive offre avec moins de déboires, plus de résultats que la méthode curative.

CHAPITRE XI

COMMENT PRÉVENIR
LES ÉPIDÉMIES DE FIÈVRE TYPHOÏDE
D'ORIGINE LACTÉE ?

Ce n'est pas seulement *prévenir*, mais également *arrêter* qu'il nous aurait fallu écrire dans le titre de ce chapitre.

Contrairement au dicton bien connu : « Il vaut mieux prévenir que guérir », il nous est plus facile ici d'arrêter une épidémie — à condition toutefois cela va sans dire, que la cause en soit exactement connue, — que la prévenir.

Dans l'état actuel des choses, devant l'ignorance et l'inconscience du plus grand nombre, l'impossibilité pour les réglementations qui paraissent cependant avoir tout prévu d'arriver aux résultats visés, et, disons-le également, devant les grandes difficultés que présente la lutte contre la fièvre typhoïde, on ne peut pas prévenir toutes les manifestations isolées ou globales de cette maladie.

Mais c'est justement parce que la besogne à accomplir

dans cette voie est ardue qu'il faut s'y adonner avec force.

Bien des moyens peuvent être employés, mais le principal se trouvera dans *l'éducation de soi-même*.

Il sera évidemment toujours possible de faire appel à un règlement, mais le règlement est un instrument qui ne vaut que par l'intelligence et la bonne volonté de ceux auxquels il s'applique. C'est à les instruire qu'il faudra donc tendre d'abord, mais cela ne saurait cependant suffire.

Toute œuvre prophylactique du genre de celle que nous allons étudier dans ce chapitre est du ressort de la manière douce tout autant, sinon plus, que de celui de la manière forte. Celle-ci réclame l'intervention des pouvoirs publics à tous les degrés, Etat, Département, Commune, ce qui appelle forcément la mise en vigueur de lois et de règlements à allure répressive; celle-là, au contraire, laisse de côté toute espèce de contrainte légale, s'adresse à l'individu et s'emploie à le persuader en l'instruisant.

Manière forte et manière douce sont utiles; c'est à les associer avec le plus de succès possible que l'hygiéniste doit s'employer.

Toute la prophylaxie de la fièvre typhoïde dont le lait sert de convoyeur, se résume dans ces simples mots : *Soyez propre.*

La chimie ne peut rien en la matière, la propreté, seule, sera efficiente. Affaire d'ordre individuel, elle devra cependant être souvent ordonnée, règlementée.

Il faudra lutter énergiquement contre les déplorables habitudes de malpropreté si communes dans le commerce du lait. Elles ne conduisent pas fatalement à une pollution spécifique — disons ici typhique — du lait, mais un jour arrivera, où à la faveur d'un geste coutumier, cette pollution viendra à se glisser. Les conséquences pourront en être fort graves.

A Nancy, les laitiers avaient la fâcheuse habitude de rentrer chez eux en remplissant leurs bidons d'eaux grasses pour la nourriture des porcs. Le rapporteur du conseil d'hygiène de Meurthe-et-Moselle ne voyait pas là une source de fièvre typhoïde. Il avait certes raison ; mais il n'en est pas moins vrai que la déplorable habitude des laitiers de Nancy, et nous ajouterons, de beaucoup d'autres villes, est hautement répréhensible, mais d'une manière tout à fait générale. Elle n'est pas criticable au point de vue de la fièvre typhoïde, car les « eaux grasses » n'en véhiculent pas le germe et nous approuvons tout à fait le rapporteur du Conseil d'hygiène de Nancy quand il dit : « Vous conviendrez avec moi que *ces germes (ceux de la fièvre typhoïde) peuvent aussi bien et même plutôt se trouver dans du lait propre, s'il a été manipulé dans des familles où règne la fièvre typhoïde*, que dans du lait sali par des eaux grasses. »

Le raisonnement n'est pas subtil, — ainsi le voudrait Vallin [146], — il est très solide, mais, et c'est maintenant que nous nous séparons de celui qui l'a tenu, il appartenait au rapporteur du Conseil d'hygiène de Nancy de condamner l'habitude des laitiers de cette ville plus

(146) Vallin, Rapport annuel sur les travaux des Conseils d'hygiène départementaux (A propos du rapport de Nancy) *(Com. Consult. d'Hyg. Publ. de France*, t. XIII, 1883, p. 334).

vigoureusement qu'il ne l'a fait dans la conclusion de son rapport. S'il fallait tolérer, ou presque, des pratiques aussi fâcheuses, sous le prétexte qu'elles ne sauraient favoriser le développement d'une maladie particulièrement grave chez l'homme, il faudrait bien se dire que ce serait là faire preuve d'une courte vue, méconnaître les autres côtés de l'hygiène du lait qui réclament tant de soins, et des soins de tous les instants, dans la manipulation de ce liquide.

Un bidon qui aura abrité des eaux grasses, restera — car nous sommes très perplexes sur le résultat de leur lavage à la ferme avant qu'on y remette du lait — toujours une cause de pollution de celui-ci; ce n'est pas la fièvre typhoïde qui sera à craindre, mais les troubles intestinaux chez le jeune enfant consommateur.

Le rapporteur du Conseil d'hygiène de Nancy fut donc trop indulgent. Tolérer une habitude de malpropreté, c'est s'interdire d'être sévère pour d'autres habitudes d'apparences plus bénignes et qui peuvent être cependant suivies de conséquences autrement graves.

Dans les fermes mal tenues, et c'est, hélas! le plus grand nombre, toutes les conditions sont réunies pour aider à la pollution des eaux d'alimentation d'abord, et à celle du lait ensuite.

Nous pourrions raisonner ici comme nous venons de le faire à propos des habitudes des laitiers de Nancy.

La pollution des eaux d'alimentation par les infiltrations des fumiers qui stagnent trop souvent autour ou à peu de distance des puits, dans des trous perméables ou sur le sol même, est le plus souvent banale ; mais si banale qu'elle soit, elle n'en est déjà pas moins la source de diarrhées et de troubles digestifs fréquemment observés en pareilles circonstances.

En tout cas, *elle est toujours prête à changer de caractère*, les eaux des puits étant continuellement à la merci d'une contamination qui peut devenir, un jour, spécifique.

Le *tout aux-fumiers* caractérise suffisamment la déplorable habitude que l'on a dans les campagnes de déverser sur le fumier les déjections humaines, et nous avons vu des exemples d'épidémie de fièvre typhoïde d'origine lactée qui sont dues à la souillure primitive des eaux des puits par des déjections de typhiques jetées sur les fumiers avoisinant ceux-ci.

La question des fumiers est d'une grande importance dans l'hygiène générale de la ferme et tous ceux qui ont le souci de cette dernière savent trop bien le rôle que jouent ces déjections dans l'éclosion des épidémies de fièvre typhoïde à la ferme, pour ne pas réclamer des mesures qui, au surplus, s'imposent.

Les fumiers, cause constante d'insalubrité, devraient toujours être déposés loin de l'habitation des gens de la ferme, dans une fosse étanche. Au lieu de cela, nous les voyons, dans maints endroits, répandus comme à plaisir, sur le seuil même de la maison.

Une réglementation que la connaissance du danger et, à son défaut, le bon sens approuvent, se heurterait à la résistance des habitudes et du grand nombre des contrevenants. Le nombre des répressions serait si

considérable qu'on serait obligé de s'arrêter ; ce serait
donc faire œuvre vaine. Il apparaît toutefois comme
possible d'être tout à fait sévère en ce qui concerne
le régime des puits.

*Tout puits, dont la situation le met continuellement
à la merci des infiltrations provenant des déjections*

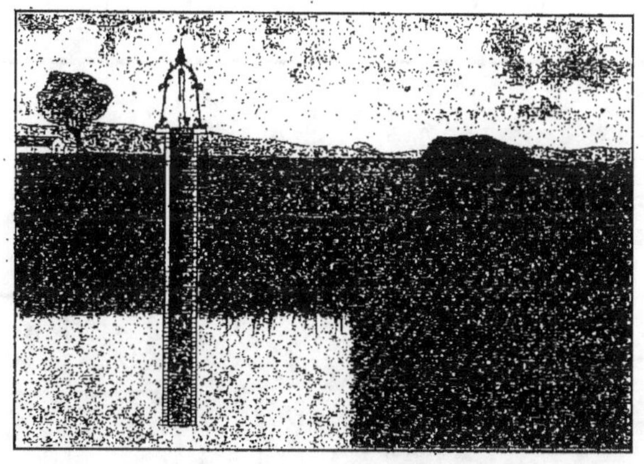

*Les puits placés au voisinage des détritus animaux ou humains
devraient être impitoyablement fermés.*

Section de laiterie à l'Exposition internationale urbaine
de Lyon, 1914.

*animales et humaines, devrait être impitoyablement
fermé.* On ne devrait pas attendre qu'il vînt un jour
semer la fièvre typhoïde pour le boucher. Il devrait
être d'obligation stricte pour le fermier d'en établir un
autre, loin de toute contamination possible.

En jetant un coup d'œil sur la planche ci-jointe,
donnée par Dubief à propos de l'épidémie de Pier-

refitte, nous voyons que le puits de D..., dont la souillure, par la droite comme par la gauche, était permanente, n'attendait plus qu'une contamination typhique,
toujours possible, sans cesse menaçante et *fatale dès
qu'un typhique aurait pénétré dans sa maison*, pour
être la source d'une épidémie de fièvre typhoïde dont

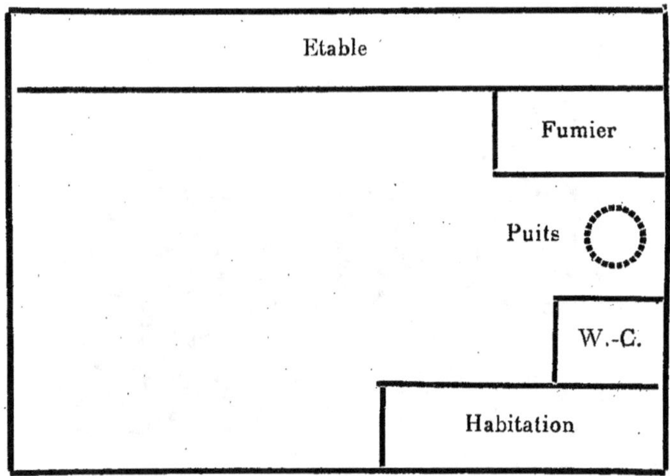

L'épidémie de Pierrefitte (Dubief).

le lait, à son tour ensemencé par son eau, a servi de
convoyeur.

A la suite de plusieurs cas de fièvre typhoïde ayant
sévi dans la commune de Périgny (Charente-Inférieure), le préfet de la Charente-Inférieure prit l'arrêté
suivant au sujet duquel il ne saurait trop être remer-
cié et félicité. Il aurait dû toutefois aller un peu plus
loin et ordonner la fermeture des puits suspects, avant
même que le forage d'autres sources à l'abri de la contamination aurait été effectué.

ARTICLE PREMIER. — La vente et l'usage du lait et de toutes autres denrées alimentaires, provenant des fermes de la commune de Périgny, dans lesquelles des cas de fièvre typhoïde auront été constatés, sont interdits.

ART. 2. — Est également interdit l'usage, tant pour l'alimentation que pour les besoins domestiques, de l'eau provenant des puits existant dans les mêmes fermes.

ART. 3. — M. le maire de Périgny est chargé de l'exécution du présent arrêté qui sera porté à la connaissance des habitants par voie de publication et d'affiche.

La Rochelle, 5 janvier 1910.

La préoccupation d'avoir une eau propre, à l'abri de toute contamination, a inspiré plusieurs des contrats qui lient les producteurs aux grandes Sociétés laitières (Londres, Copenhague, Stockholm, etc.

Voici en ce qui concerne l'*Ailesbury Dairy C°*, de Londres, sur quels points porte l'inspection faite au préalable de la ferme qui veut devenir fournisseur de cette Société.

1° HYGIÈNE GÉNÉRALE. — Conditions susceptibles de rendre le lait contaminé par des maladies infectieuses, par suite de la disposition ou de l'installation des bâtiments et constructions de la ferme. — Installation de la laiterie, ses conditions sanitaires. — Position du réfrigérant et de son réservoir à eau. — Position de la chaudière, son utilisation en dehors des usages laitiers. Evacuation des eaux résiduaires.

2° APPROVISIONNEMENT EN EAU. — Nature et origine de l'eau pour la boisson, pour le nettoyage, pour la réfrigération. — Mode de distribution de l'eau, situation de la source ou du puits relativement aux bâtiments de la ferme, aux étables, aux terres cultivées, aux pâturages. — Niveau de

la source par rapport aux constructions voisines; possibilité
de contamination par celles-ci. — Profondeur du puits
au-dessous de la surface du sol. — Nature des parois du
puits. — Nature et quantité des engrais employés dans les
champs voisins. — Variations du débit avec les saisons, la
pluie et la sécheresse. — Installation des tuyaux de conduite, matériaux dont ils sont faits. — Nature de la formation géologique d'où vient l'eau. — Pureté de celle-ci.

L'hygiéniste doit également avoir son attention
attirée vers l'amélioration de toutes les conditions
hygiéniques générales de la ferme et des locaux dans
lesquels le lait est appelé à être manipulé.

Rien n'est plus facile de réglementer en la matière,
mais c'est autre chose que passer à l'exécution.

En Allemagne, les règlements sont assez nombreux ;
la plupart ont été publiés après la constatation d'un
certain nombre d'épidémies de fièvre typhoïde d'origine lactée.

La Bavière, en 1901, en a établi un sur les conditions sanitaires des laiteries et des fromageries; le
duché d'Oldenbourg [148] fit de même en 1909. Nous en
donnons le texte en résumé. On y trouvera les dispositions essentielles qui peuvent inspirer tous les documents de cette nature [147].

1° *Interdiction de la vente du lait d'une laiterie où règne
la fièvre typhoïde;*

[147] Königreich Württemberg-Sanitäre Zustände in Molkereien und
Käserein. Ministerium des Innern, 27 mai 1901 *(Z. f. Fl. u. Milchhyg.,*
XII, 1901-1902, p. 25).

[148] Neumann, *Klin. Jahrb.*, Iena, t. XXI, fasc. 2, p. 217. Mesures
édictées par le Gouvernement d'Oldenbourg, an. in *Bull. Off. Int.
Hyg. Publ.*, 1909, t. I, p. 878.

2º Les appareils pour l'écrémage et la fabrication du beurre qui ne sont pas nettoyés à l'eau bouillante, seront lavés trois fois par jour, pendant la période de travail avec une solution de soude ;

3º Les parties des appareils facilement démontables et aussi les ustensiles qui touchent au lait et au beurre seront bouillis pendant dix minutes.

8º A côté du contrôle des laiteries, il y a le contrôle dans les fermes pour savoir si les ouvriers suivent les mesures édictées ci-après, la non-observation de ces règles entraînant l'interdiction de la vente du lait en provenant ;

9º Si les mesures édictées ne sont pas appliquées, la fermeture de la laiterie pourra être prescrite.

En ce qui concerne les fermes, elles doivent observer les prescriptions suivantes :

1º *La traite des vaches sera faite seulement par des personnes saines.*

2º La traite devra être effectuée dans les conditions ci-après :

a) *Les vases à lait seront lavés complètement à l'eau bouillante.*

b) *Les personnes qui s'occupent de la traite doivent avoir les mains propres et lavées au savon, à l'eau chaude.*

c) Les pis des vaches seront lavés avec une solution à 3 pour 100 d'eau oxygénée.

d) Le premier lait de chaque trayon sera rejeté ;

3º Le lait écrémé sera bouilli et directement versé dans les vases de livraison ;

4º Les vases contenant le lait écrémé seront plongés dans de l'eau bouillante pendant dix minutes avec le couvercle, de manière que l'eau couvre complètement le vase et le couvercle ;

5º Les vases ainsi bouillis seront conservés dans un endroit spécial ;

6º Pour assurer l'exécution des mesures édictées, un contrôle des laiteries sera effectué. Les fermiers chez lesquels le système de désinfection sera défectueux, se verront interdire la vente du lait qu'ils trayent.

Une des premières manifestations législatives en la matière est l'ordonnance anglaise du 15 juin 1885 relative aux laiteries, vacheries et débits de lait. Cette ordonnance est très complète et s'occupe des précautions à prenre contre l'infection et la contamination du lait.

Nous en distrayons les dispositions les plus intéressantes[149].

Ordonnance relative
aux laiteries, vacheries et débits de lait,
rendue par le Conseil privé, le 15 juin 1885.

I. INSCRIPTION DES LAITERIES ET AUTRES. — Il ne sera légal pour aucune personne d'exercer, dans le district d'une autorité locale, le métier de nourrisseur, laitier, fournisseur de lait, à moins que cette personne n'y soit inscrite comme telle, conformément à cet article.

. . . .

III. ETAT SANITAIRE DE TOUTES LES LAITERIES ET VACHERIES. — Il ne sera légal pour aucune personne exerçant le métier de nourrisseur ou de laitier, d'occuper comme laiterie ou vacherie un bâtiment quelconque occupé ou non comme tel avant la publication de la présente ordonnance, si l'éclairage, la ventilation, ainsi que le volume d'air, le nettoyage, le drainage et l'*alimentation d'eau*, ne sont pas, et tant qu'ils ne seront pas, comme il est nécessaire, convenables pour :

(149) Trad. dans *Ann. d'Hyg. Publ. de méd. légale* (3), t. XVII, p. 359.

a) La santé et la bonne condition du bétail, etc. ;

b) La propreté des vases à lait employés pour contenir le lait destiné à la vente, etc. ;

c) La protection du lait contre la contamination.

IV. Contamination du lait. — Il ne sera légal pour aucune personne exerçant le métier de nourrisseur, laitier ou fournisseur de lait, ou occupant un débit ou un dépôt de lait :

a) De permettre à une personne quelconque souffrant de désordres infectieux dangereux, ou ayant été récemment en contact avec une personne souffrant de la sorte, de traire les vaches ou de manipuler les vases employés pour contenir le lait destiné à la vente, de prendre part ou d'aider en aucune façon à la conduite du travail ou du commerce du nourrisseur, laitier, fournisseur de lait, occupant un dépôt ou débit de lait, tant que cela concerne la production, la distribution ou l'emmagasinage du lait.

b) Si elle souffre ainsi elle-même ou si elle a été récemment en contact, comme il est dit plus haut, de traire les vaches, de manipuler les vases employés pour contenir le lait destiné à la vente, de prendre part en aucune façon à la conduite de son métier ou de son commerce, tant qu'il s'agit de la production, de la distribution ou de l'emmagasinage du lait et jusqu'à ce que tout danger de communiquer l'infection au lait ait disparu.

Il ne sera pas légal pour aucune personne exerçant le métier de nourrisseur, laitier, fournisseur de lait, occupant un dépôt ou un débit de lait, dans un délai qui ne sera pas inférieur à un mois après la réception d'un avertissement de l'autorité locale appelant l'attention sur les dispositions du présent article, *de permettre que des water-closets, commodités, fosses d'aisances ou urinoirs, soient établis à l'intérieur d'une vacherie ou d'un local employé comme dépôt ou débit de lait, y communiquent directement ou s'y aèrent.*

Il ne sera légal pour aucune personne exerçant le métier de nourrisseur, laitier ou fournisseur de lait *de faire servir un dépôt ou un débit de lait occupé par lui, comme chambre à coucher,* ou pour tout autre usage incompatible avec le maintien convenable de la propreté du dépôt ou débit de lait, des vases à lait et du lait qui y est contenu, ni en aucune manière de nature à causer la contamination du lait.

Règlements prescrivant les précautions à prendre par les fournisseurs de lait, et les personnes vendant du lait au détail, contre l'infection et la contamination.

28. Tout fournisseur de lait ou personne vendant du lait au détail devra, à l'apparition d'une maladie contagieuse ou infectieuse dans le bâtiment ou dans les locaux où il conserve le lait, ou parmi les personnes qu'il emploie dans son commerce, en informer la Direction dans ses bureaux de Spring-Gardens.

29. Tout fournisseur de lait ou individu vendant du lait en détail devra, lorsqu'il aura connaissance de l'apparition d'une maladie infectieuse ou contagieuse, enlever immédiatement du bâtiment infecté tout le lait destiné à la vente, ainsi que tous les ustensiles contenant le lait destiné à la vente; il devra cesser de conserver du lait pour la vente ou de vendre du lait dans ce bâtiment, tant que ce dernier n'aura pas été désinfecté et déclaré exempt d'infection par le fonctionnaire médical du Conseil d'hygiène du district.

30. Tout fournisseur de lait ou individu vendant du lait en détail ne devra pas tenir du lait pour la vente dáns un endroit susceptible de devenir infecté ou contaminé par des gaz ou des exhalaisons se dégageant d'égouts, conduites d'écoulement, rigoles, fosses d'aisances ou par de l'air impur, ou par des gaz ou substances désagréables ou délétères quelconques.

31. Tout fournisseur de lait ou individu vendant du lait

au détail ne devra tenir le lait destiné à la vente que dans des récipients propres, et tous les ustensiles employés pour la conservation et la vente du lait devront toujours être tenus propres.

32. Tout fournisseur de lait ou individu vendant du lait en détail devra de tout temps employer tels moyens et adopter telles précautions qu'il sera nécessaire pour préserver la pureté du lait et le protéger contre l'infection et la contamination.

La réunion des médecins sanitaires de Mannheim réclame, dans sa session du 13-16 septembre 1905, un approvisionnement en eau excellente, une très grande propreté dans toutes les opérations du trafic du lait *et l'éloignement de celles-ci des personnes présentant de temps à autre des troubles intestinaux.* Cette dernière observation vise les « porteurs de germes ».

Nulle part il n'existe de prophylaxie à base légale contre les « porteurs de germes », dont l'importance est si grande, pour certains auteurs, avons-nous vu, dans la propagation de la fièvre typhoïde.

Il est difficile de les dépister et une prophylaxie qui les viserait ne pourrait être réalisée que par l'accord volontaire des malades ou des suspects, des médecins traitants et de l'autorité sanitaire. Or, on n'atteint pas toujours à cet accord, et Ledingham a cité le cas d'une personne qu'on pouvait suspecter d'être « porteur de germes », et qui s'est refusée à se prêter aux examens indispensables.

Nous allons peut-être paraître exigeants aux yeux de certains, mais nous pensons que *toute exploitation laitière tenue avec soin devrait s'assurer, lors du recrutement de son personnel, qu'aucun « porteur » ne peut s'y glisser.*

En tous cas, si ladite exploitation entend se consacrer à la production du lait cru, il nous paraît indispensable que tout le personnel soit soumis à une visite en règle en vue d'éliminer tout « porteur » typhique possible.

La thérapeutique étant jusqu'ici impuissante à débarrasser le « porteur » typhique des germes qu'il convoie, il est indispensable de faire l'éducation du « porteur » qui doit connaître très exactement quels dangers il peut faire courir à son entourage.

Plusieurs règlements ont paru sur la matière.

Dans la Pfalz bavaroise, il est recommandé, par l'article 50 du règlement de 1904, aux « porteurs » typhiques de s'abstenir de la préparation et de la vente des denrées alimentaires.

Le Bureau de la Santé de Strasbourg* donne à tous les « porteurs » reconnus une brochure contenant d'importantes recommandations : il y est dit également que le « porteur » doit éviter de prendre part à la préparation ou à la vente d'aliments.

Dans le même ordre d'idées, Davies et Walker-Hall*, de Bristol, ont rédigé une notice à l'usage des convalescents de fièvre typhoïde. Ils rappellent, entre autres professions qu'ils citent, que les cuisinières et *les laitiers* forment un groupe de convalescents qui peuvent jouer un rôle important dans la transmission

(*) Voir Ledingham.

de la maladie, et ils leurs donnent de très judicieux conseils.

La fièvre typhoïde ne pouvant se transmettre par le lait qu'à la condition que celui-ci soit consommé cru, l'indication prophylactique qui ressort tout naturellement de cette observation capitale, c'est que *la pasteurisation s'impose.*

Elle est réclamée par tous, depuis longtemps en Europe, depuis plus récemment en Amérique, où l'on a fini par se convaincre que cette opération de laiterie avait plus d'avantages que d'inconvénients.

Reintker[149] fait remarquer que la lutte contre les « porteurs » ne suffit pas et qu'il est nécessaire de lui adjoindre la pasteurisation.

La pasteurisation est une opération efficace, parce que le bacille typhique est sensible à l'action de la chaleur[150].

Dans un travail fort intéressant, Rosenau, Lumsden et Kastle[151] ont montré qu'*à partir du moment où les gros laitiers de Washington ont consenti à pasteuriser leur lait, le nombre des cas de fièvre typhoïde dans leur clientèle a notablement diminué.*

(149) Beintker, *Z. f. Medizinalbeamte*, t. XXIV, 1911, n° 8, p. 306.

(150) A ce sujet, consulter Rosenau (M.-J.), The thermal death points of pathogenic micro-organisms in milk, *Bulletin* n° 42, *Hygienic Laboratory-Public Health and Marine-Hospital Service of the U. S.*, 1908).

(151) Rosenau (M.-J.), Lumsden (L.-L.) et Kastle (J.-H.), Report n° 2 on the Origin and prevalence of typhoid fever in the district of Columbia (*Bulletin* n° 44, *Hygienic Laboratory Public Health and Marine. Hospital Service of the U. S.*, 1908).

Le conseil d'hygiène de Lubeck [152] a publié l'ordre suivant :

§ 1. — Pour enrayer la propagation de la fièvre typhoïde par le lait infecté, il est ordonné que pour la fabrication de la crème battue, des glaces, des gâteaux, il ne doit être employé que de la crème pasteurisée ou cuite.

§ 2. — Les contraventions à la présente prescription seront punies d'une amende de 60 marks, et jusqu'à quatorze jours de prison.

A défaut de la pasteurisation, opération industrielle qui n'est pas réalisée partout, bien qu'elle prenne une extension qui va en se développant tous les jours, *l'ébullition du lait avant de le consommer, sous quelque forme que ce soit, devrait être courante dans tous les ménages.*

De la liaison entre les services sanitaires médicaux et les services sanitaires vétérinaires. — L'inspection des vacheries, du moins dans les grandes villes — on ne voit pas pourquoi les fermes de la campagne y échapperaient — étant du ressort des services sanitaires vétérinaires, nous pensons qu'il serait de la plus grande importance pour la rapidité des enquêtes — qui dit rapidité, dit ici efficacité — que lesdits services fussent avertis sans délai des cas de fièvre typhoïde qui sont signalés dans les établissements soumis régulièrement à leur inspection.

La chose est faite en ce qui concerne la Seine. En 1906, le Service vétérinaire sanitaire de ce département

(152) *Z. f. u. Milch. Hyg.*, XXII, 1911-1912, p. 226.

a demandé à être prévenu des cas de maladies contagieuses transmissibles par le lait, sévissant chez les
nourrisseurs et les laiteries en grand.

On lui confie les enquêtes à faire chaque fois qu'un
cas de fièvre typhoïde ou de scarlatine est observé dans
une vacherie. Malheureusement, les déclarations sont
tardives.

Nous avons antérieurement montré les grands inconvénients du retard apporté pour faire la déclaration;
nous le sentons encore une fois de plus.

Quoi qu'il en soit, c'est pour toute la France que
nous demandons la liaison des services sanitaires médicaux et vétérinaires. L'autonomie des services ne
signifie pas leur indépendance et, dans une telle matière,
l'intérêt général réclame qu'ils se prêtent une mutuelle
assistance.

La constatation d'un cas de fièvre typhoïde dans une
ferme, une laiterie, un magasin de vente de lait au
détail, exige que des mesures appropriées soient immédiatement prises.

Si on n'a pu empêcher l'éclosion de l'épidémie, du
moins doit-on pouvoir l'enrayer.

A la ferme, l'intervention du vétérinaire est tout
indiquée dans l'examen des conditions qui peuvent
faciliter la pollution du lait, par l'eau ou de toute autre
manière.

Médecin et vétérinaire auront à agir de concert,
chacun dans sa sphère, tout en associant leurs efforts.

Ils ordonneront la fermeture d'un puits, l'enlève-
ment des immondices, le chauffage du lait avant la
livraison et, si besoin est, en interdiront la vente.

Sh. Delépine[153] a insisté en termes fort heureux sur les avantages d'une collaboration étroite entre médecins et vétérinaires dans la lutte contre la tuberculose d'origine lactée; nous pourrions reprendre sa propre argumentation pour le sujet que nous traitons.

En France, en l'absence de tout statut spécial concernant le lait, les mesures qui pourront être prises pour lutter contre la propagation de la fièvre typhoïde par le lait, ne seront que décousues.

A défaut d'une réglementation d'Etat qui s'impose en pareille matière et sur la nécessité de laquelle Hughes[154], aux Etats-Unis, a appelé l'attention, nous verrons dans notre pays surgir de ci de là des réglementations départementales et communales.

C'est évidemment mieux que rien, mais la vérité nous met dans l'obligation de reconnaître que de telles réglementations sont encore rarissimes.

Rien donc, ou presque rien n'ayant été fait, quelques esprits ont voulu prendre acte des enseignements qu'on peut tirer de certains modes de transmission de la fièvre typhoïde pour faire œuvre éducatrice.

A cet égard, la campagne menée par Rondet[155] est tout à fait recommandable.

(153) Delépine (Sh.), La tuberculose d'origine lactée considérée spécialement au point de vue de la législation préventive projetée (Cong. du *Roy. Inst. of Public Health*, Paris, 1913, trad. in ext. in *Bull. de l'Off. Internat. d'Hyg. Publ.*, 1913, p. 1175).

(154) Hughes (A.), *American veterinary Review*, 1908, p. 496-505.

(155) Rondet (H.), De l'importance du lavage des mains contre la propagation des maladies épidémiques d'origine intestinale *(Lyon Médical*, 25 avril 1909). — Nouvelle contribution à l'étude du rôle des convalescents bacillifères dans la prolongation des épidémies

Cet auteur, après avoir observé plusieurs petites épidémies de famille de fièvre typhoïde d'origine lactée dues à des convalescents bacillifères ou à des « porteurs » chroniques, a insisté beaucoup sur la *nécessité de se laver les mains en sortant des cabinets*. Nous publions dans le tableau ci-contre des documents intéressants qu'il a bien voulu nous procurer. Le Talmud, l'Evangile attachaient au lavage des mains, après l'accomplissement de toutes les fonctions, une importance capitale. Que n'est-il pratiqué régulièrement de nos jours dans les mêmes circonstances?

En ce qui concerne les mouches, nous publions également les documents intéressants ci-joints.

PROPHYLAXIE DE LA FIÈVRE TYPHOÏDE

DOCUMENTS TALMUDIQUES

Prescriptions de Moïse, 2.500 ans avant Jésus-Christ

« Sois loué, Eternel notre Dieu, roi de l'Univers, qui nous as sanctifiés par tes commandements et nous as ordonné de laver nos mains, en nous levant, avant les repas et après l'accomplissement de toutes les fonctions. »

DOCUMENT TIRÉ DE L'ÉVANGILE SELON SAINT MATHIEU

« Alors les Scribes et les Pharisiens de Jérusalem s'approchèrent de Notre-Seigneur, lui disant : « Pourquoi vos disciples transgressent-ils la tradition des anciens ? car ils né lavent pas leurs mains avant de manger. »

Extrait d'un mémoire du Dr H. Rondet, médecin des Epidémies du canton de Neuville-sur-Saône (Rhône) *(Lyon Médical,* 25 avril 1909)

DOCUMENT MODERNE

Dictée circulaire, à faire faire dans toutes les écoles, par tous les enfants, pour être portée dans les familles :

« La fièvre typhoïde se propage surtout par les malades guéris, qui conservent longtemps après la guérison, dans leurs intestins, les germes de cette maladie.

« On les désigne sous le nom de bacillifères. Les bacillifères les plus dangereux sont ceux qui exercent les professions de cuisinier, garçon de restaurant ou trayeur de vaches. Ils sont d'autant plus dangereux qu'ils ignorent leur nocivité.

« Un moyen, aussi simple que facile à appliquer, de s'opposer à la dissémination des germes, est de se laver les mains en sortant des cabinets, afin d'éviter de souiller les aliments, la vaisselle, le lait.

« Si tous les Français se lavaient les mains en sortant des cabinets, cette maladie et bien d'autres, qui se cultivent dans l'intestin, disparaîtraient de France.

« Pour cela, il faut que cet enseignement soit fait et pratiqué à l'école, d'où l'enfant en conservera toute sa vie l'habitude. »

Communication à l'Académie de Médecine du Dr H. Rondet, médecin des Epidémies du canton de Neuville-sur-Saône (Rhône), le 31 décembre 1912.

Document de la section de laiterie à l'Exposition internationale d'hygiène urbaine de Lyon, 1914.

de famille de fièvre typhoïde ; le lait un agent vecteur des germes *(Lyon Médical,* 24 janvier 1909).

RÉPUBLIQUE FRANÇAISE

PRÉFECTURE DE POLICE

4e DIVISION — BUREAU D'HYGIÈNE

CONSEIL D'HYGIÈNE PUBLIQUE ET DE SALUBRITÉ
DU DÉPARTEMENT DE LA SEINE

AVIS
CONCERNANT LE
DANGER DES MOUCHES
POUR LA
SANTÉ PUBLIQUE

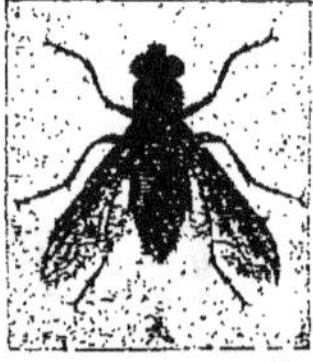

Mouche domestique à un fort grossissement.

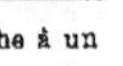

Œufs et larves de mouches domestiques sur un fumier.

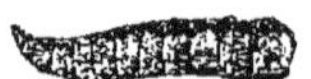

Œufs de mouche à un fort grossissement.

Larve de mouche domestique à un fort grossissement.

Vivant sur les fumiers, les matières fécales, les crachats, les substances en décomposition, les mouches déposent les microbes qu'elles y ont récoltés sur nos aliments et répandent la FIÈVRE TYPHOÏDE, la DYSENTERIE, le CHOLÉRA, la DIARRHÉE DES JEUNES ENFANTS et la TUBERCULOSE.

I. — PROTÉGEZ LES ALIMENTS CONTRE LES MOUCHES

Dans les magasins de comestibles et aux étalages, les commerçants doivent garantir de leur contact les matières alimentaires. Dans les cuisines, il est indispensable d'avoir des garde-manger à toiles métalliques.

II. — EMPÊCHEZ-LES DE PÉNÉTRER CHEZ VOUS

Ne laissez entrer que peu de lumière dans les pièces que vous voulez protéger contre les mouches; défendez-en les issues par de simples filets à larges mailles.

III. — DÉTRUISEZ-LES PARTOUT OÙ VOUS LES TROUVEZ

Les pièges en verre, papiers à la glu, papiers tue-mouche, la poudre de pyrèthre fraîche et de bonne qualité, le formol, sont d'excellents moyens pour détruire les mouches.

Les vapeurs de crésyl ou crésol tueront les mouches dans les locaux qu'elles fréquentent le plus, et où elles gîtent pendant l'hiver : écuries, latrines, etc.

(Le mode d'emploi de ces divers procédés est indiqué avec détails dans une notice qui est mise à la disposition du public dans toutes les Mairies et dans les Écoles publiques.)

IV. — EMPÊCHEZ LEUR REPRODUCTION

Les mouches pondent leurs œufs et se reproduisent sur les dépôts d'immondices et les substances en décomposition.

Éloignez des habitations les détritus de toutes sortes, fumiers, dépôts d'ordures, gadoues, etc. Les écuries, étables, tous les abris pour animaux doivent être maintenus propres. Des fumigations de crésol y seront faites au début de l'hiver pour détruire les mouches au gîte. Il est nécessaire d'enlever les fumiers trois fois par semaine en été et de les déposer loin des maisons.

Aspergez les immondices de substances qui écartent les mouches pondeuses et tuent leurs larves : chlorure de chaux, lait de chaux fraîchement préparé, sulfate de fer en poudre ou en solution à 20 0/0, huile verte de schiste mélangée à parties égales avec de l'eau.

Versez dans les latrines des substances capables d'empêcher la ponte. Tous les six mois, répandez dans les fosses d'aisances fixes un litre de pétrole ou encore un litre d'huile verte de schiste additionnée de la même quantité d'eau.

Une ménagère soucieuse de la santé des siens évitera d'acheter des aliments altérables (viandes, pâtisseries, fruits, etc.) exposés sans protection aux mouches et aux poussières de la rue.

27 Juin 1913.

Paris. — Imprimerie CHAIX (Succursale B), 11, boulevard Saint-Michel. — 2606-13.

Traduction du texte de la notice

Des MOUCHES et des ORDURES
aux ALIMENTS et à la FIÈVRE

Le Bureau de Santé de l'État de la Floride :

Vous demande de lire soigneusement et attentivement cette affiche. Puis posez-vous directement cette question : les mouches ne doivent-elles pas être détruites, ou au moins ne doit-on pas faire un effort pour les empêcher de contaminer nos aliments ?

Les mouches sont des véhicules de maladies.
Elles vivent et se multiplient dans toutes espèces d'ordures.
Elles contaminent les aliments et la boisson avec leurs pattes souillées.
Chaque femelle de mouches peut pondre 150 œufs.
On devrait les empêcher d'entrer dans les habitations.

Les mouches se multiplient dans le fumier de cheval, de vache, sur les légumes pourris et les ordures de toutes sortes, les animaux crevés et les excréments humains.

Les mouches sont, il est vrai, les « Boueux » de la nature, remplissant la même fonction que quelques bactéries; mais elles deviennent un fléau et un danger intolérable quand elles entrent dans les habitations, elles contaminent les aliments.

La présence des mouches est la preuve du mauvais entretien d'une maison, et de l'existence d'ordures dans les locaux.

Souvenez-vous que, où il y a propreté absolue, il n'y a pas de mouches.

Surveillez chaque jour la boîte aux ordures.

Veillez à ce qu'elle soit soigneusement arrosée de chlorure de chaux ou de pétrole (Kérosène) et qu'elle soit hermétiquement fermée.

Faites de même pour le tas de fumier, et enlevez-le des étables tous les trois ou quatre jours; et quand il est enlevé, couvrez-le de chaux et de sable.

Surveillez les crachoirs; ils doivent être l'objet d'une attention constante. Ceci est particulièrement vrai pour les hôtels, les pensions, les lieux publics, en somme partout où les gens se réunissent en grand nombre.

Les mouches sont particulièrement friandes des crachats tuberculeux, et se posent volontiers sur les crachoirs.

Quand les mouches ont absorbé des crachats tuberculeux, leurs excréments contiennent des bacilles vivants montrant ainsi que ces bacilles traversent le tube digestif des mouches en restant virulents.

Les mouches emportent sur leur trompe et sur leurs pattes les germes des maladies et des putréfactions sur lesquelles elles viennent se nourrir. Elles vont ensuite se poser sur les aliments et les infecter, à moins que, par des grillages, on les empêche d'entrer.

Empêchez les mouches d'approcher les malades, surtout quand ces malades sont atteints de maladies contagieuses. Si les ouvertures de la chambre ne sont pas munies de grillages, il faut tenir le malade sous des moustiquaires, autant pour la sécurité de tous que pour le confort du malade.

Protégez tous les aliments, et faites-le non seulement pour les aliments préparés à la maison, mais aussi pour tous les aliments, fruits, salades, etc. destinés à être consommés crus, car les mouches se promènent sur les fruits exposés aux étalages non protégés par les grillages, et généralement les gens ne lavent pas les fruits avant de les manger.

Ceci est une source d'infection humaine, surtout si dans le voisinage il y a un cas de fièvre typhoïde mal soigné.

N'oubliez pas que les mouches apportent avec elles le bacille de la fièvre typhoïde, provenant des selles des malades, laissées découvertes et non désinfectées, et le transportent sur la nourriture dans la cuisine et la salle à manger. Ceci n'est pas une conjecture, car la guerre hispano-américaine a prouvé ce fait.

Le grand secret pour se débarrasser des mouches c'est... la propreté d'abord, et de protéger toutes les ouvertures de l'habitation avec des grillages, et spécialement celles de la cuisine et celles de la salle à manger.

Regardez les illustrations en marge : elles sont répugnantes, il est vrai, mais les mouches le sont aussi. Le dégoût que ressent votre estomac à cette vue n'est rien à côté des bienfaits que vous retirerez en écoutant les conseils suggérés par ces gravures.

Pourquoi, enfin, dans les écoles, ne consacrerait-on pas quelques heures à faire pénétrer dans l'esprit des enfants, à l'aide d'exemples frappants, les notions d'hygiène fondamentale dont l'inobservation peut avoir des suites si graves? Pourquoi ne pas renseigner le public quand les occasions se présentent — et les épidémies de fièvre typhoïde dues à l'ingestion d'un mauvais lait n'en constituent-elles pas d'excellentes? — Pourquoi par voie d'affiches ou à l'aide de brochures ou « tracts » de deux à trois pages, en style simple, à la portée de tous, profondément scientifiques dans leur esprit, mais d'une très grande portée pratique dans leur texte, distribuées à profusion, ne mettrait-on pas le public en présence du danger qu'il court lui-même et fait courir aux autres s'il ne veut pas être propre?

Nous ne nous leurrons pas sur l'efficacité d'une telle entreprise; beaucoup de ces « tracts » seront perdus; la plupart ne seront pas lus; mais ce n'est pas une raison pour ne pas tenter d'efforts dans cette direction.

Une législation spéciale visant le lait : production, commerce, vente, faisant défaut, les pouvoirs judiciaires se trouvent quelquefois désemparés devant la sanction à donner à un acte répréhensible et dont les conséquences ont pu être fort graves.

En Angleterre, où le juge a une liberté d'interprétation et de décision très grande, le propriétaire d'une laiterie a été rendu civilement responsable envers les parents d'une personne morte d'une fièvre typhoïde due au lait sortant de sa laiterie.

En France, la jurisprudence a cherché, une fois, à

s'engager dans une voie analogue, mais la tentative a échoué. Voici comment : A la suite de l'épidémie de Couterne, dont il a été fait mention dans ce travail, les époux N..., possesseurs de la ferme dont le lait — nous avons vu comment — avait semé la fièvre typhoïde, comparurent devant le Tribunal correctionnel de Domfront, sous la simple prévention *d'homicide par imprudence* sur 11 habitants de Couterne, de *blessures par imprudence et maladie* sur 65 personnes ; enfin, de *falsification et de mise en vente d'une grande quantité de lait toxique et nuisible à la santé.*

Les époux N... furent condamnés chacun à un an de prison et 500 francs d'amende.

En équité, l'inculpation ci-dessus était fondée. Il y a eu effectivement *homicide par imprudence*, 11 personnes au moins — car on ne parle pas de celles qui, après s'être infectées à Couterne, sont venues mourir à Paris ou ailleurs — sont mortes.

Les époux N... firent appel. La Cour d'appel de Caen cassa le jugement de Domfront et renvoya devant le Tribunal d'Alençon, qui ne retint pas les deux premiers chefs d'inculpation et ne condamna que pour mouillage*.

D'après ce que nous avons dit dans le chapitre précédent sur ce sujet, on saura notre opinion sur cette très regrettable décision judiciaire.

Souhaitons que, l'esprit public venant à se modifier sur toutes ces questions, la législation enregistre enfin des dispositions qui permettront de condamner la malpropreté homicide.

(*) D'après des renseignements particuliers.

CONCLUSIONS

I. — La fièvre typhoïde est une maladie de l'espèce humaine et, seule entre toutes les espèces animales, celle-ci peut en convoyer le germe, notion capitale pour la prophylaxie.

II. — S'il est important de fixer la nature d'une infection qui atteint l'homme, il l'est non moins de connaître exactement le détail des circonstances qui ont permis à son agent de pénétrer dans l'organisme. Ceci est indispensable pour prendre les mesures nécessaires destinées à enrayer la propagation de la maladie.

Dans le cas de la fièvre typhoïde, il faut s'appliquer à définir très soigneusement l'étiologie circonstancielle qui préside à l'éclosion des cas épidémiques ou apparemment sporadiques.

III. — Pour faire de la fièvre typhoïde, il faut du *B. typhosus*.

La malpropreté n'engendre pas de la fièvre typhoïde, mais elle en facilite singulièrement la diffusion quand du bacille typhique vient s'y mêler.

IV. — L'origine hydrique ne peut être invoquée pour toutes les épidémies de fièvre typhoïde ; la souillure du lait par le *B. typhosus* est à la source d'un grand nombre d'épidémies typhoïdiques.

V. — C'est dans les pays anglo-saxons que les premières épidémies de fièvre typhoïde d'origine lactée ont été signalées. C'est dans ces pays également qu'elles paraissent être le plus fréquentes. Il faut attribuer ce fait à la plus grande habitude qu'on y a de boire le lait cru.

VI. — Le *B. typhosus* trouve le lait un excellent milieu de culture. Son développement, très rapide dans le lait de réaction normale, n'est que ralenti, mais nullement contrarié, par l'acidité due aux fermentations lactiques, qui ultérieurement survient.

La culture du bacille typhique est plus rapide dans le lait chauffé que dans le lait cru.

L'ingestion d'un lait envahi par le *B. typhosus* apporte donc dans l'organisme, et en une seule fois, une grande quantité de microbes spécifiques. L'inoculation par la voie digestive est donc massive.

Le *B. typhosus* peut vivre également dans le petit-lait, le babeurre, le kéfir, le beurre, les fromages, mais on ne peut dire à quel degré et dans quelles circonstances tous ces produits dérivés du lait peuvent être infectants.

VII. — Pour faire une épidémie de fièvre typhoïde, il faut ;

1.º Du bacille typhique, provenant d'un malade en pleine évolution, aiguë ou subaiguë, ou d'un « porteur » ;

2º Que le lait infecté soit consommé à l'état cru ;

3ᵇ Des circonstances qui président plus particulièrement à l'infection du lait.

L'étude des épidémies d'origine lactée nous montre que ces circonstances sont extrêmement variables. L'infection du lait peut se faire à la ferme, au centre de ramassage, à la boutique de vente.

Elle sera le fait d'un malade qui trait les vaches, lave les récipients ; elle résultera du mouillage, frauduleux ou non, avec une eau polluée par des déjections typhiques, etc.

VIII. — Les laiteries, en rassemblant le lait de plusieurs fournisseurs, peuvent faciliter l'extension de la maladie, soit que l'infection du lait se produise à la laiterie même, soit que le lait total ait été ensemencé par un lait d'un seul fournisseur, chez lequel il y a de la fièvre typhoïde.

IX. — Le « porteur de germes » est à la source de beaucoup d'épidémies de fièvre typhoïde d'origine lactée.

X. — La mouche, en transportant des matières typhiques sur le lait, peut être considérée comme un facteur de développement de fièvre typhoïde par l'intermédiaire de ce liquide qu'elle a contribué à ensemencer,

XI. — La physionomie d'une épidémie d'origine lactée est un peu spéciale. Son caractère explosif est quelquefois plus marqué que lorsqu'il s'agit d'une épidémie d'origine hydrique. L'épidémie s'arrête dès que le lait suspect n'est plus consommé. Sa topographie est étroitement calquée sur celle de la route suivie par le laitier transporteur du lait contaminé. La proportion d'enfants atteints est souvent très grande. Le taux de la mortalité est élevé.

XII. — Pour dépister l'origine lactée d'une épidémie de fièvre typhoïde, il faut faire une étude attentive, dans le temps et dans l'espace, des cas de fièvre typhoïde qu'on suppose devoir lui rattacher; s'entourer de renseignements sur chacun des malades, connaître leurs occupations, leurs habitudes (consomment-ils ou non leur lait à l'état cru); faire une enquête sur l'origine du lait qu'ils boivent, etc.

XIII. — Un lait pur, un lait « riche », peut contenir du bacille typhique. Il sera déclaré bon et même excellent par l'analyse chimique; sa consommation n'en sera pas moins une cause de dissémination de fièvre typhoïde.

L'analyse chimique est donc inopérante dans la lutte à entreprendre contre la fièvre typhoïde d'origine lactée; seules les mesures hygiéniques, aux lieux de production et de vente, peuvent être efficaces.

XIV. — Lutter contre la propagation de la fièvre typhoïde par le lait, c'est :

1° Combattre la malpropreté individuelle et collective ;

2° Décider la fermeture des puits toujours à la merci des infiltrations des détritus animaux et humains ;

3° Eliminer les malades et les « porteurs de germes » de toutes les opérations de la laiterie ;

4° Renseigner le public, quand l'occasion s'en présente, sur l'intérêt de la question par de courtes brochures ;

5° Exiger la pasteurisation du lait de commerce, recommander l'ébullition domestique du lait consommé à la maison ;

6° Entreprendre la lutte contre les mouches, etc.

TABLE DES MATIÈRES

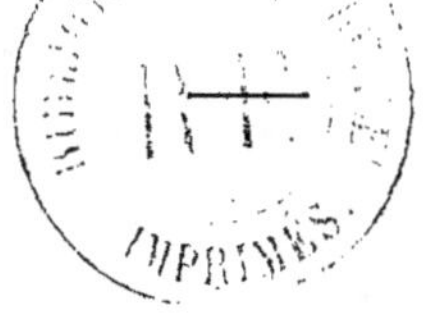

Lyon. — Imprimerie A. REY, 4, rue Gentil. — 71032